高等医学院校实验教材

供基础、临床、预防、口腔、中医、护理等专业用

组织学与胚胎学实验指导

主　编　洪　艳

副主编　韩　晶　夏白娟

编　委　（按姓名汉语拼音排序）

　　　　　　高　杰（贵州医科大学）

　　　　　　韩　晶（贵州医科大学）

　　　　　　洪　艳（贵州医科大学）

　　　　　　李容瑢（贵州医科大学）

　　　　　　彭丽娟（贵州医科大学）

　　　　　　王　琪（贵州医科大学）

　　　　　　夏白娟（贵州医科大学）

　　　　　　杨燕平（贵州医科大学）

　　　　　　杨　喆（贵州医科大学）

　　　　　　尹　丹（贵州医科大学）

　　　　　　张祥令（贵州医科大学）

北京大学医学出版社

ZUZHIXUE YU PEITAIXUE SHIYAN ZHIDAO

图书在版编目（CIP）数据

组织学与胚胎学实验指导 / 洪艳主编 . —北京：
北京大学医学出版社，2023.6（2025.1 重印）
ISBN 978-7-5659-2853-6

Ⅰ . ①组…　Ⅱ . ①洪…　Ⅲ . ①人体组织学－实验－医
学院校－教材 ②人体胚胎学－实验－医学院校－教材
Ⅳ . ① R32-33

中国国家版本馆 CIP 数据核字（2023）第 024525 号

组织学与胚胎学实验指导

主　　编：洪　艳
出版发行：北京大学医学出版社
地　　址：（100191）北京市海淀区学院路 38 号　北京大学医学部院内
电　　话：发行部 010-82802230；图书邮购 010-82802495
网　　址：http：//www.pumpress.com.cn
E-mail：booksale@bjmu.edu.cn
印　　刷：北京金康利印刷有限公司
经　　销：新华书店
责任编辑：法振鹏　　责任校对：靳新强　　责任印制：李　啸
开　　本：787 mm×1092 mm　1/16　　印张：6　　字数：147 千字
版　　次：2023 年 6 月第 1 版　2025 年 1 月第 3 次印刷
书　　号：ISBN 978-7-5659-2853-6
定　　价：35.00 元

前　言

　　组织学是研究机体微细结构及其相关功能的科学，胚胎学是研究个体发生和生长及其机制的科学。组织学与胚胎学作为形态学科，实验课十分重要，是医学生的必修课之一。因此，一本可操作性强的实验教材，是医学生学好该课程的关键之一。

　　本教材历经多年教学使用并不断地修改完善，对本科生实验教学起到了不可替代的作用。为了适应医学教育的发展，并与新版规划教材同步，编委们参照五年制《组织学与胚胎学》教材和人才培养目标及高校实验教学基本要求，在原有的基础上进行编写，包括了各种特殊制片及染色方法的描述，尤其是在每个章节后设置了练习题，方便学生进行自测。

　　全书共 21 章，对组织学与胚胎学的实验作了较为详细的论述。书中根据本科课程的教学需要，介绍了组织学的四大基本组织和九大系统，以及胚胎学的标本和模型的辨识方法，指导学生通过对各种组织切片、模型和实物标本的观察，学会辨认方法，达到能正确辨认正常人体的组织和主要器官的目的，不仅能印证课堂所授的理论知识，还能培养学生理论联系实际的能力，以及识别、分析与独立思考的能力。这有助于培养学生实事求是、严肃认真的科学态度和科学的学习方法，为学生终身学习和未来的发展奠定坚实基础。

　　本教材主要供医学类本科各专业学生使用，不同专业可根据各自专业的课程标准和实验教学大纲的要求选择具体的实验内容。医学类高职层次学生也可根据培养目标和教学要求选用本教材中的部分实验。

　　本教材在编写过程中得到了贵州医科大学各级领导及组胚教研室各位同仁的大力支持，也感谢出版单位的帮助和关心，这才使本书得以顺利出版，在此一并致以诚挚的谢意！

洪　艳

目　录

第一章

绪　论

第一节　光学显微镜

光学显微镜是在组织学与胚胎学实习过程中使用的重要精密仪器，染色后的标本要在光学显微镜下进行观察。能否熟练使用直接影响实验效果，因此必须在了解显微镜构造的基础上，学会正确熟练使用及妥善保护。

一、光学显微镜的构造

光学显微镜由机械部分和光学部分组成（图 1-1）。

（一）机械部分

1. 镜座　最下面部分，是稳定显微镜的底座。
2. 镜臂　呈弓形，方便握取及起支持作用。
3. 载物台　放切片的平台，中央有圆孔，供光线通过。台上有推片器和切片夹。
4. 物镜转换器　下方嵌接物镜，旋转可以更换物镜。

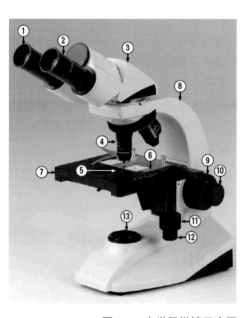

①目镜安全罩

②目镜

③双目镜管

④物镜

⑤聚光器

⑥切片夹

⑦载物台

⑧镜臂

⑨粗准焦螺旋

⑩细准焦螺旋

⑪纵向移动手轮

⑫横向移动手轮

⑬反光镜

图 1-1　光学显微镜示意图

5．粗准焦螺旋　可以使镜筒或载物台上下较大幅度地移动，用于低倍镜焦距的调节，使用时应小心谨慎，防止压碎切片、损坏镜头。

6．细准焦螺旋　可以使镜筒或载物台上下较小幅度地移动，用于高倍镜或油镜焦距的调节。

（二）光学部分

1．物镜和目镜　聚光镜聚集来自光源的光线并将其投影到标本上；物镜收集通过切片的光线，连同目镜一起将物像放大一定的倍数。显微镜常在物镜转换器上配备 4 个物镜镜头（4×，10×，40×，100×）。目镜能进一步将物像放大，并将其呈现在观察者的视野中。物像整体的放大倍数是物镜和目镜放大倍数的乘积。光学显微镜的分辨率是 0.2 μm。在目镜内有一根黑色指示针从边缘伸至中央，用以指示标本部位。

2．反光镜、聚光器　通过升降聚光器开大或缩小光阑，调节光源明暗，可获得理想的亮度，供切片观察。

二、光学显微镜的使用方法

1．使用前准备　显微镜放于桌面，距桌沿不得小于 3 cm。揭下防尘罩，插上电源，打开开关。

2．对光　转动物镜转换器，将低倍物镜对准聚光器中心，从目镜观察，打开光栅，进行采光、调光，直至整个视野得到均匀的亮光为止。如视野偏暗或明暗不均，应注意检查以下几个环节：物镜是否对正，光栅是否打开，聚光器高度是否合适。

3．放置标本　将所要观察的标本取出，先肉眼观察标本的组织外形、大小、颜色及切片有无破损，然后将盖玻片朝上、载玻片朝下的切片平放至载物台上，用切片夹固定好，并旋转标本移动器调整切片位置将标本移到载物台圆孔正中，以便进行观察。

4．低倍镜观察　在低倍镜下把要观察的部分移至视野中央，调节粗准焦螺旋，使低倍镜与标本相距 1 cm 左右，然后从目镜观察，慢慢转动粗准焦螺旋使物镜缓缓上升，直到视野内物像清晰为止，主要用于观察组织、器官的基本结构的全貌、层次、部位关系。

5．高倍镜观察　在低倍镜下把要观察的部分移至视野中央，转动物镜转换器，对正高倍物镜，继之转动细准焦螺旋使物镜缓缓上升，调至物像清晰。高倍镜下观察的只是局部结构的放大。切勿放置标本后立即用高倍镜观察，否则会限制视野，混淆层次，以致观察结果不全面、不准确，甚至错误。

6．观察后处理　标本观察完毕，从显微镜上取下标本，下移载物台，将物镜转离镜台中央圆孔，光线调至最暗，关闭电源开关，拔下插头，罩上防尘罩，轻轻地把显微镜放回原位置。

三、显微镜使用及观察切片的注意事项

1．用显微镜前首先查看显微镜部件有无缺损、是否松动。若发现部件松动或损坏，应及时报告，进行维修。不得擅自拆卸显微镜部件。

2．对显微镜和组织标本要特别爱护，轻拿轻放，放置稳妥，操作细心。在镜台上取放标本，宜在低倍镜下进行，使用高倍镜观察时，注意勿使物镜与标本接触。

3．维护显微镜清洁，应时常取专用镜头纸擦拭镜头，以免沾污，影响物像清晰程度。

4．观察切片时应按照由肉眼到低倍镜，再到高倍镜，系统观察标本的步骤进行，要了解标本的取材部位、制作方法、切片的方位和染色方法。

切片的方位：

（1）横切面：沿器官、组织、细胞长轴方向垂直切割的横断面，横切面可观察横向的内外结构。

（2）纵切面：沿器官、组织、细胞长轴方向平行切割的纵断面，纵切面可观察纵向走行的结构。

5．要理解切片局部与整体的关系，如同一个器官或细胞来说，由于所选择的切面不同，所呈现出来的结构是有差异的（图 1-2，图 1-3）。

6．要注意鉴别切片中呈现的一些人为假象。

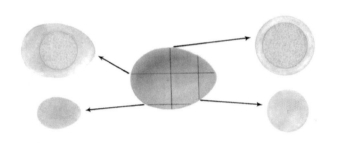

图 1-2　椭圆结构不同方位的切面图

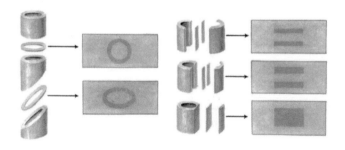

图 1-3　管状结构不同方位的切面图

第二节　组织切片制作方法

常规组织学切片是经苏木精-伊红染色的石蜡切片。现将其制作过程简介如下：

1．取材　组织常来源于实验动物或者人体，选取新鲜和正常的标本，并将其切成小块

（尺寸大小不超过 1 cm³）。

2. 固定　目的是使细胞组织内的蛋白质等凝固，防止标本腐败和细胞自溶，尽可能地使组织结构长久保持与生活时相近的状态。组织越早得到固定，效果越好。常用的固定剂是甲醛溶液（福尔马林）和乙醇。从动物或人体取下小块新鲜组织，立即投入固定液（如甲醛等）中固定。

3. 脱水　固定后含有水分的组织块不能直接浸于石蜡之中，必须通过脱水脱掉水分，常用的是乙醇梯度法：即从 70% 的乙醇到 95%，再到 100% 的乙醇，使组织中的水分被乙醇置换出来。

4. 透明　二甲苯是最常用的透明剂。二甲苯有较高的折光性，经过二甲苯处理的组织块变得透明。

5. 浸蜡和包埋　透明的组织块浸入溶解的石蜡内（置恒温箱中，保持石蜡温度 58℃），经过两次溶解石蜡浸透，组织块中的二甲苯完全被石蜡置换，接着将组织块和溶解的石蜡倒入包埋器内，冷却后即成蜡块。

6. 修块、切片和贴片　修整蜡块，用切片机将其切成 6 ~ 8 μm 厚的薄片，并贴于载玻片上，置于烤箱内（37 ~ 45℃）烤干（24 h）。

7. 苏木精 - 伊红染色〔hematoxylin-eosin（HE）staining〕　是组织学切片的常规染色方法。苏木精是碱性染料，能使组织或细胞内的酸性物质染成紫蓝色，如核内染色质和核糖体，这些能被苏木精着色的物质具有**嗜碱性**；伊红是酸性染料，能将细胞内的碱性物质染成粉红或红色，如细胞质、细胞外基质等，这些能被伊红着色的物质具有**嗜酸性**。

8. 封固　染色后切片经脱水、透明后，用封固剂（如树胶）加盖玻片封固，晾干后可长期保存。

<table>
<tr><td>第二章</td><td></td></tr>
</table>

上皮组织

【实验内容】

一、单层扁平上皮

目的：了解单层扁平上皮表面观的形态特点。

标本：兔肠系膜铺片（镀银染色）。

观察

4 倍物镜：该标本所见为单层扁平上皮的表面观。

10 倍物镜：低倍镜下找到细胞界限清晰的部位。

40 倍物镜：细胞边界呈黑色或黄褐色细线，交织组成网格状结构，此系银盐沉淀在细胞外基质所致。细胞轮廓清楚。上皮细胞排列紧密，呈不规则形或多边形，边缘呈锯齿状互相嵌合，细胞核呈椭圆形，染成淡蓝色，位于中央。

二、单层柱状上皮

目的：掌握单层柱状上皮的形态特点。

标本：猫空肠横切片（HE 染色）。

观察

4 倍物镜：猫空肠横切片，为中空性器官，单层柱状上皮则衬贴在腔面。

10 倍物镜：空肠标本的腔面有许多指状的突起，为肠绒毛。绒毛表面被覆的上皮为单层柱状上皮。

40 倍物镜：柱状细胞呈长方形，排列紧密，核呈长椭圆形，靠近细胞基底部。柱状细胞之间还夹有**杯状细胞（goblet cell）**，顶部膨大，基部狭窄。细胞顶部胞质中含有黏原颗粒，在制片过程中被溶解呈空泡状，核呈三角形或扁平形，染色深，位于细胞基底部。

三、假复层纤毛柱状上皮

目的：掌握假复层纤毛柱状上皮的形态特点。

标本：猴气管横切片（HE 染色）。

观察

4 倍物镜：气管横切片，管腔面一层蓝色的结构即气管黏膜上皮。

10 倍物镜：找到气管腔面，此处内衬假复层纤毛柱状上皮。

40 倍物镜：可见假复层纤毛柱状上皮由四种不同类型的细胞组成：

1. 柱状细胞　游离面有**纤毛（cilium）**，细胞核位置较高，柱状细胞间夹有杯状细胞。

2. 梭形细胞　细胞呈长梭形，核呈椭圆形，居中。

3. 基底细胞　细胞呈立方形或锥形，较小，紧贴基膜，核呈圆形。

这些细胞的基底端都位于基膜上，但并不是所有细胞的顶端都伸至上皮游离面，故细胞核位于不同的水平而使上皮看上去像复层。此处基膜明显且厚。

 ## 四、复层扁平上皮

目的：掌握复层扁平上皮的形态特点。

标本：食管横切面（HE 染色）。

观察

4 倍物镜：食管的横切面，扁圆形，腔小不规则，腔面呈深蓝紫色的结构为复层扁平上皮。

10 倍物镜：在食管近腔面找到上皮部分，可见由多层细胞组成。

40 倍物镜：观察上皮由基底到表层细胞的形态变化。①基底层由一层靠近基膜的立方形或矮柱状细胞组成；②中间由数层胞体较大的多边形细胞组成，细胞界限清楚；③浅层为几层扁平细胞。

 ## 五、变移上皮

目的：掌握变移上皮的形态特点。

标本：狗膀胱切片（收缩时）（HE 染色）。

观察

4 倍物镜：浅红色长方形结构为收缩状态的膀胱壁，其凹凸不平，染色深的一面为膀胱壁的内表面。

10 倍物镜：找到衬贴在膀胱腔面的上皮，可见上皮由多层细胞组成。

40 倍物镜：基底细胞为一层矮柱状细胞。中间多层细胞为多边形或倒梨形。表层细胞呈大立方形，胞质丰富，常见双核现象。变移上皮细胞的形状和层数可随所在器官的收缩与扩张而发生变化。

【特殊制片、染色原理及特点】

兔肠系膜铺片：处死家兔，放血，以小云母片绷在肠系膜下，连同云母片一起剪下。放在含 0.5% 硝酸银水溶液内，在日光下曝晒至棕色时取出，水洗。苏木精复染核，分色。连同云母片一起脱水、透明，最后剪成小块，置载玻片上加树胶和盖玻片。

镀银染色法：将铺片浸入银溶液中，再使用还原剂使银颗粒附着于组织的特定部位，而呈现黑色或黄褐色。此方法使银盐沉淀在细胞外基质，细胞边界呈黑色或黄褐色细线，交织组成网格状结构。

【练习题】

1. 写出下图所示组织的名称 _____。

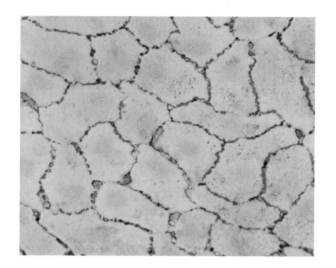

练习题答案

2. 写出下图中线圈内所示结构的名称 _____。

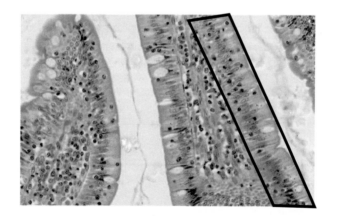

3．写出下图中箭头所示结构的名称 _____。

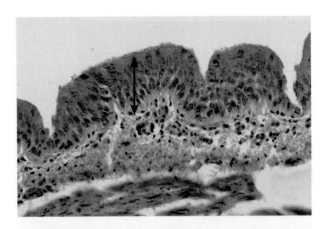

4．写出下图中箭头所示结构的名称 _____。

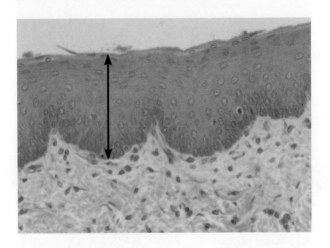

5．写出下图中箭头所示结构的名称 _____。

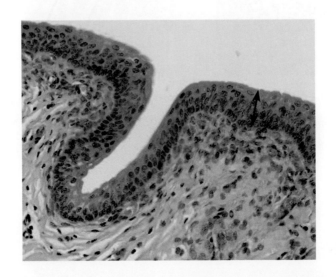

第三章

固有结缔组织

【实验内容】

一、疏松结缔组织铺片

目的：掌握疏松结缔组织胶原纤维、弹性纤维和巨噬细胞的形态特点。

标本：兔皮下组织铺片（活体台盼蓝注射，间苯二酚 - 品红染色）。

观察

4 倍物镜：标本形状不规则，标本不同的部位厚薄不均，故染色深浅不一。

10 倍物镜：可见纵横交错的纤维及分布于纤维之间的巨噬细胞，选取铺片较薄处，用高倍镜观察。

40 倍物镜：

（1）胶原纤维：数量多，粗细不等，呈带状或波纹状，染成红色，交织成网。

（2）弹性纤维：较胶原纤维细，常分支，交织成网。

（3）**巨噬细胞（macrophage）**：细胞形状不规则，一般为卵圆形。胞核呈圆形，未着色。细胞质内含有被吞噬的台盼蓝颗粒。

二、疏松结缔组织切片

目的：掌握疏松结缔组织在切片中的形态特点。

标本：猴胆囊切片（HE 染色）。

观察

4 倍物镜：可见胆囊壁分为黏膜、肌层、外膜三层结构，浅染的一端为胆囊壁的外膜。

10 倍物镜：找到胆囊壁的外膜，此处属疏松结缔组织。

40 倍物镜：由于纤维纵横交错排列，故在切片中可见纤维的各种断面。由于胶原纤维、弹性纤维经 HE 染色后均呈红色，故不能区分。疏松结缔组织细胞的种类较多，在 HE 染色的切片中，各种细胞均只见染成蓝色的细胞核，故难于鉴别细胞种类。但其中多数为成纤维细胞。

三、成纤维细胞

目的：掌握成纤维细胞（fibroblast）的形态特点。

标本：鸡胚组织培养铺片（HE 染色）。

观察

10 倍物镜：可见经培养后向四周生长的大量成纤维细胞。

40 倍物镜：可见功能活跃的成纤维细胞呈星状，有尖锐的突起；核呈卵圆形，染色质细而疏松，核仁明显；胞质呈弱嗜碱性。处于功能静止状态的纤维细胞呈梭形；胞核小，染色深，核仁不明显；胞质呈嗜酸性。

 四、肥大细胞

目的：掌握肥大细胞（mast cell）的形态特点。

标本：兔皮下组织或肠系膜铺片（甲苯胺蓝染色）。

观察

10 倍物镜：肥大细胞常分布在小血管周围。

40 倍物镜：细胞卵圆形，胞核较小，未着色，切片上呈空泡状，胞质内有粗大的异染性颗粒，被甲苯胺蓝染成蓝紫色。

 五、脂肪组织

目的：了解脂肪组织（adipose tissue）的形态特点。

标本：人手指皮切片（HE 染色）。

观察

4 倍物镜：标本为半月形，在弧形侧深染的结构为角化的复层扁平上皮，下方浅染的部分为皮下组织。

10 倍物镜：染色浅的部分为皮下组织，其中主要为脂肪组织。

40 倍物镜：脂肪组织由成群的脂肪细胞组成。脂肪细胞被疏松结缔组织分隔成许多的脂肪小叶。脂肪细胞大而圆。核被细胞内的脂滴挤至细胞一侧，呈扁圆形。在生活状态下，脂肪细胞内充满了脂滴，但在制片过程中，由于脂滴被溶解而使细胞呈空泡状。

【特殊制片、染色原理及特点】

鸡胚组织培养铺片：取孵化 10 天的鸡胚，分别用碘酊与乙醇棉球擦拭消毒，晾干。用已消毒的金属器具将头端击破，用镊子小心夹取破碎蛋壳，然后撕去气室外面的膜，取出鸡胚，放于无菌培养皿中，除去头部、四肢、内脏和皮肤。胚体用生理盐水清洗 3 次，切成 1 ~ 2 mm³ 的小块，然后转移到 15 ml 的离心管中，加入适量消化液消化过滤，细胞悬液离心，弃上清，细胞沉淀洗 2 次后加入培养液放至培养箱中培养。通过此方法可以得到具有长突起的梭形、星形或三角形的成纤维细胞。

活体台盼蓝注射：兔皮下注射灭菌 1% 台盼蓝溶液，2 ~ 5 ml/kg，每日 1 次，注射 1 周，几天后皮肤略显蓝色即可取材。通过此法，可以看到巨噬细胞胞质内有被吞噬的台盼蓝颗粒。

　　间苯二酚 - 品红染色：间苯二酚碱性品红与铁离子形成一种颜色很深的沉淀复合物，其游离的氨基与弹性纤维内的氢键牢固结合呈紫蓝色。通过本法染色弹性纤维呈紫黑色，胶原纤维呈红色。

　　甲苯胺蓝染色：甲苯胺蓝属于异染性染料，染色结果与染料固有的染色不同，但同时具有原色染色性质，可将肥大细胞颗粒染成蓝紫色。

【练习题】

　　1. 写出下图中箭头所示结构的名称。

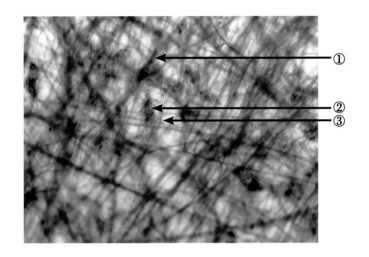

练习题答案

　　① ＿＿＿＿＿＿＿＿；② ＿＿＿＿＿＿＿＿；③ ＿＿＿＿＿＿＿＿。

　　2. 写出下图中箭头所示细胞的名称。

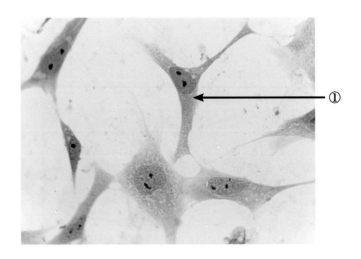

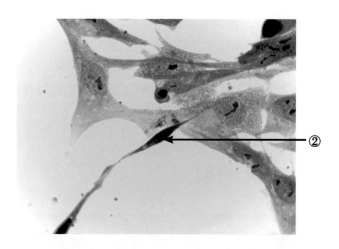

①＿＿＿＿＿＿＿；②＿＿＿＿＿＿＿＿。

3．写出下图中箭头所示细胞的名称＿＿＿＿＿＿＿＿。

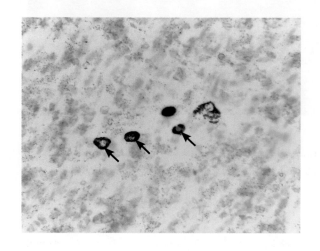

4.写出下图中线圈内所示结构的名称＿＿＿＿＿＿＿＿。

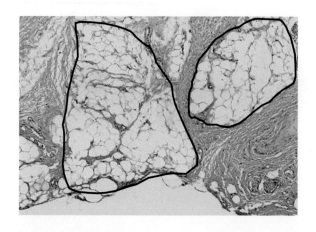

第四章

血　液

【实验内容】

血涂片

目的：掌握和辨别血液中各种血细胞的形态特点。

标本：人血液涂片（瑞氏染色）。

观察

10 倍物镜：先观察一下血涂片的全貌，可见许多圆形的、边缘染色深、中央染色浅的红细胞（无核）。在红细胞间散布着少量的白细胞（有核细胞）。选择涂膜均匀、血细胞清晰的部位用油镜观察。

100 倍油镜：

1. 红细胞（erythrocyte）　数量最多，染成橘红色，呈双面凹陷圆盘状，因而在涂片上可见其中央薄，周缘厚，故周缘染色深，中央染色浅。红细胞无细胞核。

2. 白细胞（leukocyte）　数量少，分散在红细胞之间，有核。

（1）中性粒细胞（neutrophil）：是白细胞中数量最多的一种，细胞呈圆球形。胞核染成紫蓝色，有的呈杆状，但大多数为分叶核，叶与叶之间有细丝相连。胞质内可见两种颗粒：嗜天青颗粒，数量少，较粗大，染成紫红色；特殊颗粒，数量多，较细小，染成浅红色。

（2）嗜酸性粒细胞（eosinophil）：呈圆球形，数量较少，不易找到。胞体较中性粒细胞稍大。胞核一般分为两叶。胞质中充满粗大、均匀、略带折光性的嗜酸性颗粒，染成橘红色。

（3）嗜碱性粒细胞（basophil）：呈圆球形，数量很少。胞体与中性粒细胞差不多大小。胞核形态不规则，常被胞质中染成深蓝色的、大小不一、分布不均的嗜碱性颗粒覆盖，染色较浅，不易看清。

（4）淋巴细胞（lymphocyte）：数量占白细胞的第二位，故较容易在镜下找到。胞体大小不一，呈圆形或椭圆形。小淋巴细胞胞核多呈圆形，在一侧常有小凹陷。核染色质呈块状，较致密，故胞核染色深。胞质量很少，嗜碱性，染成天蓝色。中淋巴细胞胞核呈圆形，较大，常位于细胞中央。胞质内有少量嗜天青颗粒。

（5）单核细胞（monocyte）：是白细胞中体积最大的一种。胞体呈圆形或卵圆形。胞核呈肾形或马蹄形。核染色质细而松散，故胞核染色较浅。胞质丰富，弱嗜碱性，染成灰蓝色。胞质中也有嗜天青颗粒。

3. 血小板（blood platelet） 涂片上血小板形态不规则，常呈多角形，并常聚集成群。血小板体积很小，中央部分有染成蓝紫色的颗粒，即颗粒区。周围部分染成均质的淡蓝色，称透明区。

【特殊制片、染色原理及特点】

血涂片：从人体耳垂边缘或环指侧面采血，第一滴血弃去不用，再由载玻片一端承接直径约 3 mm 大小的血滴，将此载玻片 1 保持水平。速取另一边缘平整的洁净载玻片 2，将其前端放在血滴前，与载玻片 1 保持约 45° 角并稍向后移与血滴接触，即见血液沿载玻片 2 下缘散开。此时将载玻片 2 沿载玻片 1 平面平稳地向前推动，至血液铺完血膜为止。

瑞氏染色：Wright 染料由酸性染料伊红和碱性染料亚甲蓝组成，伊红能将细胞中的碱性物质染成红色；亚甲蓝则将细胞中的酸性物质染成紫蓝色，这是最常用的血涂片染色方法之一。

【练习题】

写出下图中所示细胞的名称：① ＿＿＿＿＿＿＿＿＿＿；② ＿＿＿＿＿＿＿＿＿＿＿；③ ＿＿＿＿＿＿＿＿＿＿＿；④ ＿＿＿＿＿＿＿＿＿＿；⑤ ＿＿＿＿＿＿＿＿＿＿；⑥ ＿＿＿＿＿＿＿＿＿＿。

练习题答案

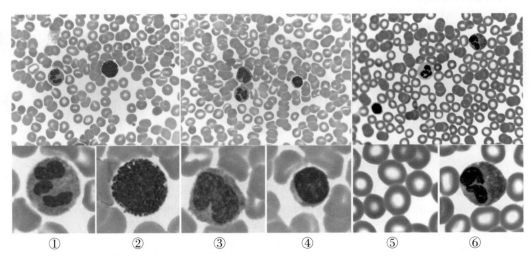

①　　　　　②　　　　　③　　　　　④　　　　　⑤　　　　　⑥

第五章

软骨组织

【实验内容】

 一、透明软骨

目的：掌握透明软骨的结构。

标本：猴气管切片（HE 染色）。

观察

4 倍物镜：气管切片中紫蓝色的部分即为透明软骨。

10 倍物镜：透明软骨结构包括软骨膜与软骨组织。软骨膜为软骨组织周围（切片上表现为软骨上下两面）覆盖粉红色的致密结缔组织。软骨膜内即为软骨组织，包括软骨细胞与软骨基质。

40 倍物镜

（1）软骨膜：软骨膜内纤维排列疏松，可见骨祖细胞：胞体小，排列紧密，可增殖分化为软骨细胞。

（2）**软骨细胞**：位于基质形成的**软骨陷窝**（cartilage lacunae）内，近软骨表面的细胞较幼稚，胞体较小，呈扁椭圆形。软骨组织中央的细胞胞体大，呈圆形或椭圆形，常三五成群聚集，每群有 2 ~ 8 个软骨细胞，它们由同一个软骨细胞分裂增殖而来，称**同源细胞群**（isogenous group）。

（3）软骨基质：软骨基质成分主要为纤维与无定型基质。①纤维：基质内的纤维类型为胶原原纤维，因与基质折光性相近，故在光镜下不易分辨。②无定型基质：含水量少，富含嗜碱性的硫酸软骨素，在 HE 染色下呈现蓝色，故基质各部分硫酸软骨素含量的差异而使染色有深浅之分。软骨细胞周围基质内硫酸软骨素含量多，故嗜碱性强、染色深，称**软骨囊**（cartilage capsule）。

 二、弹性软骨

目的：了解弹性软骨的结构。

标本：人耳廓切片（伊红 - 醛复红染色）。

观察

4 倍物镜：两侧皮肤中间夹有一软骨片。

10 倍物镜：弹性软骨两侧为皮肤及皮下组织，弹性软骨组织的结构与透明软骨相似，包括软骨细胞及软骨基质。

40倍物镜：软骨基质内可见大量交错排列的弹性纤维，纤维染成紫蓝色或蓝黑色。软骨细胞染成红色。弹性纤维多分布于软骨囊的附近，因染色方法所致，软骨囊不清晰。

 ## 三、纤维软骨

目的：了解纤维软骨的结构。

标本：猪椎间盘切片（HE染色）。

观察

10倍物镜：由于软骨基质内有大量粗大的胶原纤维束，使纤维软骨组织在HE染色下呈现明显的嗜酸性。

40倍物镜：软骨基质中的大量胶原纤维平行或交叉排列，无定型基质含量较少，软骨囊不明显。软骨细胞数量也较少，散在分布于胶原纤维束间，同源细胞群一般仅由2～3个软骨细胞构成。

【特殊染色原理及特点】

伊红-醛复红染色：组织切片经氧化剂处理后，可将弹性蛋白间的二硫键打开，使醛复红染料能够紧密地与弹性纤维结合，将弹性纤维染成深紫色；伊红则将软骨细胞染成红色，该染色方法能够特异性地显示弹性纤维。

【练习题】

1. 写出下图中所示结构的名称。

练习题答案

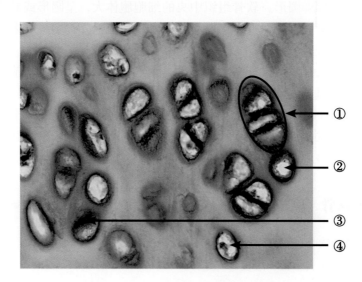

①＿＿＿＿＿＿＿＿＿＿＿；②＿＿＿＿＿＿＿＿＿＿＿；

③＿＿＿＿＿＿＿＿＿＿＿；④＿＿＿＿＿＿＿＿＿＿＿。

2．写出下图中所示组织的名称 _____。

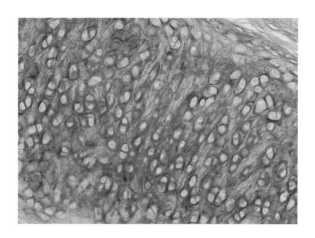

3．写出下图中所示组织的名称 _____。

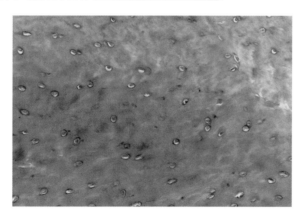

4．写出下图中箭头所示组织的名称 _____。

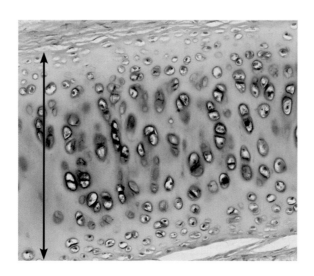

第六章	骨组织

【实验内容】

 一、骨磨片

目的：掌握骨组织的结构以及长骨骨干骨密质的骨板排列方式。

标本：人股骨骨干磨片（横断面）（镀银染色）。

观察

4倍物镜：骨磨片较切片厚，且厚薄不均，应选择透光性较好的较薄处进行观察。

10倍物镜：股骨骨干骨密质的骨板，其排列方式有：

（1）**环骨板**（circumferential lamellae）：包括内环骨板与外环骨板。外环骨板位于骨干外表面，平行排列，可有几层或几十层。内环骨板较薄，位于骨髓腔面，也由数层骨板构成，但不甚完整，沿骨髓腔腔面平行排列。由于在磨片过程中被磨损而丢失，故内、外环骨板一般难以观察。

（2）**哈弗斯系统**（Haversian system）：也称**骨单位**（osteon），位于内、外环骨板之间，断面呈圆形或卵圆形，是长骨起支撑作用的主要结构。

（3）间骨板：为哈弗斯系统间的不规则骨板，是陈旧的哈弗斯系统或内、外环骨板未被吸收的残余部分。

40倍物镜：可见**骨板**（bone lamella）成层排列，骨板间或骨板内有**骨陷窝**（bone lacunae），为**骨细胞**（osteocyte）胞体所在处。从骨陷窝放射状伸出许多细长的**骨小管**（bone canaliculus），为骨细胞的突起所在处。经镀银染色后，骨陷窝与骨小管中因有银盐沉积而显黑色。

哈弗斯系统由多层同心圆排列的骨板围成，哈弗斯骨板间或骨板内可见典型的骨陷窝与骨小管。哈弗斯系统中央为中央管，在活体状态下有血管及神经穿行，但在磨片后常丢失，因而呈现空心状或被银盐沉积而呈现黑色。

 二、脱钙骨片

目的：了解骨组织内的有机成分。

标本：股骨骨干脱钙横切片（HE染色）。

观察：骨基质即钙化的细胞外基质，主要由有机成分及无机成分构成。经酸性试剂浸泡后，骨片中的基质去除了无机成分而保留有机成分，故称脱钙骨片。

10 倍物镜：与骨磨片对比观察，镜下仍可区分上述三种骨板排列方式。基质与纤维均染成红色。

40 倍物镜：骨陷窝中可见骨细胞的胞体，由于制片关系，骨小管显示不清。哈弗斯管内可见血管、神经和结缔组织。骨干的内、外表面可见结缔组织形成的骨内膜和骨外膜。

【特殊制片、染色原理及特点】

1. 骨磨片　将长骨骨干沿横断面截成薄片后，通过手工方式磨骨：粗磨石加水磨骨，待骨片呈半透明时改用细磨石和液体石蜡继续研磨，使骨片厚度保持在 200 μm 左右。

2. 镀银染色法　将打磨好的骨片浸入银盐溶液中，再使用还原剂使银颗粒附着于组织的特定细胞或部位，而呈现棕黑色。此法能清楚显示骨陷窝、骨小管等结构。

【练习题】

写出下图中标识所示结构的名称。

练习题答案

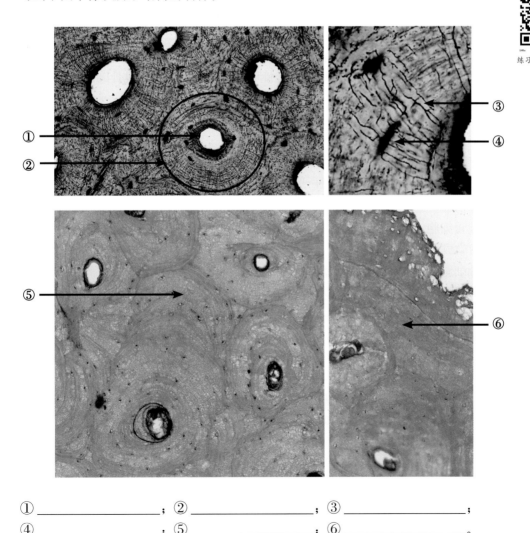

① ＿＿＿＿＿＿＿＿＿＿＿＿；② ＿＿＿＿＿＿＿＿＿＿＿＿；③ ＿＿＿＿＿＿＿＿＿＿＿＿；
④ ＿＿＿＿＿＿＿＿＿＿＿＿；⑤ ＿＿＿＿＿＿＿＿＿＿＿＿；⑥ ＿＿＿＿＿＿＿＿＿＿＿＿。

第七章	骨发生

【实验内容】

 一、膜内成骨

目的：

（1）了解膜内成骨的过程。

（2）掌握成骨细胞和破骨细胞的形态结构。

标本：8月龄胎儿的顶骨切片（HE染色）。

观察：膜内成骨方式为在原始结缔组织膜的基础上直接成骨。

10倍物镜：可见切片中央不规则、嗜酸性明显的区域即为膜内成骨区。

（1）骨膜：位于成骨区的周围，为致密结缔组织。

（2）类骨质：为大小不等，形态不一，嗜酸性较强的片状结构。类骨质间为间充质和丰富的血管。

40倍物镜：主要观察成骨区。

（1）**成骨细胞**（osteoblast）：位于类骨质边缘，单层排列。细胞呈矮柱状或立方形，胞核呈椭圆形，胞质呈嗜碱性，染成紫蓝色。

（2）**破骨细胞**（osteoclast）：贴近类骨质，细胞体积大，不规则形，有多个胞核，胞质呈嗜酸性而染成红色。

（3）骨细胞：由成骨细胞转变而来，被埋入类骨质中且呈散在分布，胞体扁平多突起，因组织脱水细胞收缩而可见骨陷窝。

 二、软骨内成骨

目的：了解软骨内成骨的过程。

标本：8月龄胎儿手指骨脱钙纵切片（HE染色）。

观察：软骨内成骨是在形成透明软骨的基础上逐渐成骨。

10倍物镜：可见手指表面被覆皮肤，切片上有2～3节指骨，均处于成长过程中，选择一节指骨，由软骨骨骺端开始观察，逐渐向骨干部分移动。

40倍物镜：从骨干端至骨髓腔，可观察到软骨内成骨的五个连续阶段：

（1）软骨储备区：为靠近关节面的部分，软骨细胞较小，软骨基质呈弱嗜碱性，着色淡。

（2）软骨增生区：在软骨储备区近骨干侧，软骨通过分裂形成同源细胞群，沿指骨的长轴纵向排列成行。

（3）软骨成熟区：软骨细胞胞体较大，软骨基质变窄，嗜碱性增强。

（4）软骨钙化区：软骨基质钙化，呈强嗜碱性，染成深蓝色。软骨细胞肥大，呈空泡状，核固缩。可见退化死亡的软骨细胞留下的空陷窝。

（5）成骨区：此区靠近骨髓腔，在残余的钙化软骨基质的表面，覆盖有薄层新生的类骨质。

【练习题】

1．写出下图中标识所示细胞的名称。

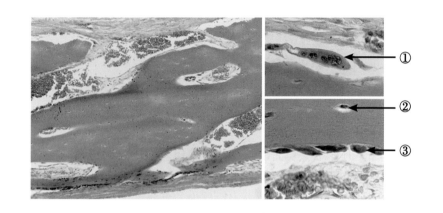

① _____；② _____；③ _____。

2．写出下图中标识所示区域的名称。

① _____；

② _____；

③ _____；

④ _____；

⑤ _____。

第八章	肌肉组织

【实验内容】

一、骨骼肌

目的：掌握骨骼肌的结构。

标本：骨骼肌纵、横切片（HE 染色）。

观察

10 倍物镜：切片上有两块肌组织，一块为骨骼肌纵切面，另一块为横切面。

40 倍物镜

（1）纵切面：骨骼肌纤维纵切面呈长带状，较粗。胞核染成紫蓝色，呈扁椭圆形，数量较多，位于肌膜下方，与肌纤维的长轴平行。骨骼肌纤维有明显的横纹，即明带和暗带（在明带中央尚可见深染的 Z 线），这是由于肌质内的各条肌原纤维的明暗带都相应地排列在同一水平上所致。肌纤维间有极少量结缔组织，即肌内膜，常显示不清。

（2）横切面：切面呈圆形、卵圆形或三角形（因制片过程中脱水所致）。细胞核靠近肌膜，肌质中充满红色细点状结构，即肌原纤维横断面。肌束膜为结缔组织，较明显。

二、心肌

目的：掌握心肌的结构特点。

标本：心室切片（HE 染色）。

观察

10 倍物镜：心室壁的心肌纤维排列呈螺旋状，因此在切片上，心肌纤维的纵、横、斜切面均可看到。

40 倍物镜：注意区分与骨骼肌纤维的形态有何异同。

（1）纵切面：心肌纤维直径较骨骼肌纤维细小，胞体呈短柱状，多数有分支，相互吻合成网。胞核呈卵圆形，位于肌纤维中央，心肌纤维通常只有一个胞核，偶可见双核。心肌纤维有横纹，但不如骨骼肌纤维明显。相邻心肌纤维连接处，可见染成深红色粗线状的**闰盘**（intercalated disk）。

（2）横切面：肌纤维呈圆形或不规则形。胞核位于肌纤维的中央，心肌纤维一般只有一个细胞核，故部分横切面因未切到细胞核而呈嗜酸性均质状。

三、平滑肌

目的：掌握平滑肌的形态结构。

标本：猫空肠横切片（HE 染色）。

观察

4 倍物镜：可见空肠壁外周染成红色的环状结构，即平滑肌形成的肌层。

10 倍物镜：平滑肌分两层：内层为环行排列的平滑肌纤维，肌纤维因被纵切而呈梭形；外层为纵行排列的平滑肌纤维，肌纤维因被横切而呈点状。

40 倍物镜

（1）纵切面的平滑肌纤维为长梭形，两端尖细，中部较粗。每个肌细胞有一个胞核，呈杆状或卵圆形，位于细胞中央膨大部，肌质嗜酸性呈红色，无横纹。

（2）横切面的平滑肌纤维由于交错排列，故在同一切面下，可见平滑肌纤维横断面大小不等，切到细胞中部的切面较大，有胞核；切到两端的则切面较小，无胞核。

【练习题】

1．写出下图中所示组织的名称 _____。

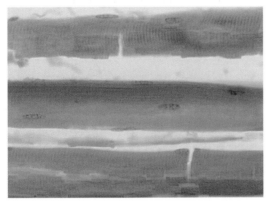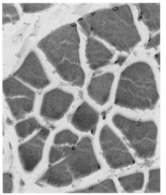

练习题答案

2．写出下图中所示组织的名称 _____；图中标识所示的结构名称 ① _____。

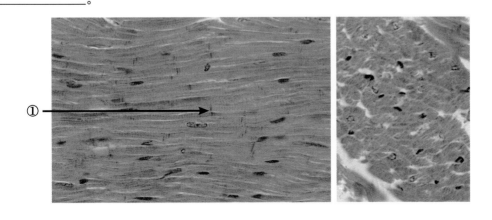

3. 写出下图中所示组织的名称 _____。

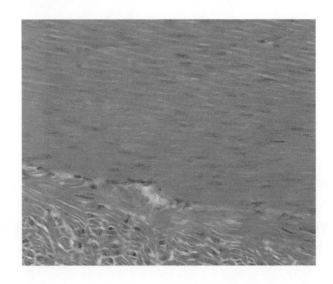

第九章

神经组织

【实验内容】

一、神经元（尼氏染色）

目的：掌握神经元的一般结构特点、尼氏体的形态以及在神经元内的分布。

标本：猫脊髓横切片（尼氏染色）。

观察

4 倍物镜：脊髓标本横切面为扁圆形，中央有一深染的蝴蝶状结构，为脊髓灰质，脊髓灰质即为神经元胞体存在的部位。

10 倍物镜：观察灰质前角部分，内有许多胞体较大，染成深蓝色的多极神经元。选择突起较多又有胞核切面的神经元，通过 40 倍物镜进一步观察。

40 倍物镜

（1）神经元形态：神经元由胞体和突起两部分组成。脊髓前角神经元为含有较多突起的多极神经元，神经元形态为多角形或不规则形，胞体发出多根突起。

（2）细胞核：位于胞体中央，大而圆，染色浅，内有一个明显的圆点状核仁。

（3）**尼氏体**（Nissl body）：位于胞核周围的胞质和树突内。光镜下，尼氏体由于强嗜碱性而呈深蓝色，呈块状或颗粒状。神经元胞体发出**轴突**的起始部位为圆锥形，称**轴丘**（axon hillock）。在轴丘和轴突内均无尼氏体。由于多极神经元可有多个树突，但只有一个轴突，加之切面的不同，故轴突不易观察到，常要仔细地多观察几个神经元才能找到轴丘和轴突。

二、神经元（镀银染色）

目的：掌握神经原纤维的形态以及在神经元内的分布。

标本：猫脊髓横切片（镀银染色）。

观察

4 倍物镜：选择脊髓灰质前角进行观察。

10 倍物镜：观察脊髓灰质前角内被染成棕黄色的神经元。

40 倍物镜：多极神经元胞体的中央有一个大而圆的核，未被染色，有时可见棕黑色的核仁。神经元胞体和突起内（本染色法不能区别树突和轴突）均有染成深棕色或黑色的细丝状结构，相互交织排列成网，即**神经原纤维**（neurofibril）。在突起中，神经原纤维平行排列。

在神经元胞体或突起的周围仔细观察，有时可见呈黑色的环状或点状的膨大，**即突触** （synapse），是神经元与神经元之间相互接触、传递信息的部位。

三、有髓神经纤维

目的：了解有髓神经纤维的结构和神经的组成。

标本：坐骨神经纵、横切片（HE 染色）。

观察

10 倍物镜：可分辨出神经纤维的纵切面和横切面。

40 倍物镜

（1）纵切面：神经纤维相互平行排列，其间只有少量结缔组织。一根有髓神经纤维，包括以下主要的结构：

①神经元的长轴突：位于神经纤维中央，为深红色或深紫色细线，粗细均匀。

②髓鞘：外周神经系统的有髓神经纤维髓鞘由施万细胞的胞膜呈同心圆包卷轴突而成，有时在膜的内侧可见施万细胞的胞核。有髓神经纤维的髓鞘分成许多节段，相邻节段之间的缩窄处称郎飞结。髓鞘的主要成分为髓磷脂，由于在制片过程中髓磷脂被溶解，故髓鞘呈网状，染色浅淡。

③神经膜：为包在髓鞘外面的薄膜，由施万细胞最外面的一层胞膜与基膜一起形成。

（2）横切面：每条神经纤维的横断面呈圆形，大小均匀。轴突位于中心，呈深紫色点状，外周为淡染的髓鞘，髓鞘的外面有薄层神经膜。

一条有解剖命名的神经由大小不一的神经纤维束组成，每束由若干条神经纤维构成。包裹在整条神经外面的结缔组织称为神经外膜；包裹在每束神经纤维外面的结缔组织称为神经束膜；包裹在每条神经纤维外面的薄层结缔组织称为神经内膜。

四、神经末梢

目的：了解有被囊感觉神经末梢的结构。

标本：人手指皮切片（HE 染色）。

观察

4 倍物镜：人手指皮切片由浅入深可分为三个区域：角化的复层扁平上皮构成的表皮、不规则致密结缔组织构成的真皮、含较多脂肪组织的皮下组织。

10 倍物镜

（1）触觉小体：位于表皮与真皮交界呈凹凸不平状的真皮乳头内，呈卵圆形。注意，并非每个真皮乳头区域内均有触觉小体，故需仔细寻找。

（2）环层小体：位于皮肤真皮的深层甚至皮下组织内。环层小体体积较大，呈同心圆状，易观察。

40 倍物镜

（1）触觉小体：属有被囊的感觉神经末梢，故该小体外包结缔组织被囊，内有横列的扁平细胞以及分支盘曲的神经纤维。但在 HE 染色的切片上只能显示被囊及横列的细胞，神经纤维显示不清楚。

（2）环层小体：该小体同属有被囊感觉神经末梢，多呈圆形或椭圆形，大小不一。小体中心为一条均质状圆柱体，横切时呈点状，感觉神经末梢穿入此处。周围由数十层同心圆排列的被囊细胞包绕。

【特殊染色原理及特点】

1. 尼氏染色 尼氏染色的主要成分为亚甲蓝、焦油紫等，这些碱性染料能够与神经元胞质内的尼氏体结合，使其呈现紫蓝色颗粒状或斑块状。

2. 镀银染色法 将切片浸入银溶液中，再使用还原剂，使银颗粒附着于组织的特定细胞或部位，而呈现棕黑色。该法可显示神经元、神经纤维等。

【练习题】

1. 写出下图中标识所示结构的名称。

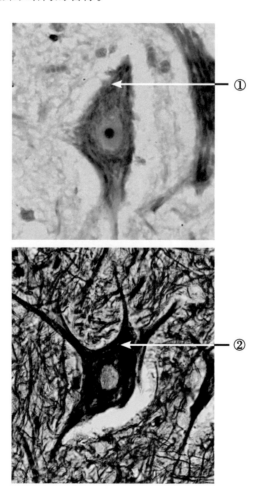

练习题答案

① _____；② _____。

2．写出下图中所示结构的名称 _____。

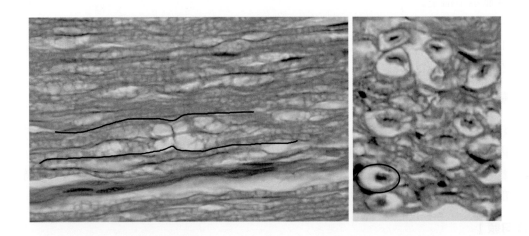

3．写出下图中标识所示结构的名称。

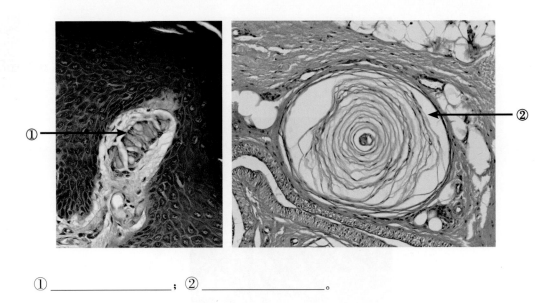

① _____；② _____。

第十章 心血管系统

【实验内容】

一、小型动、静脉

目的：掌握小型动、静脉的结构；

比较小型动、静脉在结构上的异同。

标本：猴胃壁切片（HE 染色）。

观察

10 倍物镜：胃壁分为四层，最厚的一层为胃的黏膜层，其下一层颜色较浅的为胃的黏膜下层，其中有数对小型动、静脉。选一对较大的、结构完整的，换用高倍镜依次观察管壁分层。

40 倍物镜

（1）**小动脉**（**small artery**）：管腔小而圆，管壁较厚，分为以下三层：

内膜：可见内皮细胞的核附于内弹性膜之内缘，内弹性膜因收缩而呈波纹状，染色较红，较小的小动脉无明显的内弹性膜。

中膜：主要由 3～5 层环行平滑肌构成。

外膜：由结缔组织组成，但常与周围的结缔组织分界不清。

（2）**小静脉**（**small vein**）：管腔大而不规则，管壁较薄，三层结构不易区分。内弹性膜不明显，内皮外仅有一层平滑肌。

二、中型动、静脉

目的：掌握中型动、静脉的结构；

比较中型动、静脉在结构上的区别。

标本：猴股动、静脉横切片（HE 染色和 RF 染色）。

观察

先观察 HE 染色切片。

4 倍物镜：可见两个大小不一、厚薄不等的血管管腔。

10 倍物镜：壁厚，腔小而圆者为动脉；腔大不规则且壁薄者为静脉。

40 倍物镜：观察管壁各层。

（1）**中动脉**（medium-sized artery）

内膜：很薄，内膜最内层为内皮，核呈扁圆形，染色深，向腔面凸出，内皮下层不明显。通常**内弹性膜**紧贴内皮，为一层粉红色、折光性强，呈波浪状的膜，内皮与内弹性膜之间可见由少量结缔组织构成的内皮下层。

中膜：最厚，由数十层环行**平滑肌**组成，其间有少量弹性纤维和胶原纤维，在 HE 染色的切片上不易区分纤维类型。

外膜：厚度与中膜大致相当，疏松结缔组织中主要是胶原纤维。其与中膜交界处可见明显的外弹性膜。

（2）**中静脉**（medium-sized vein）：与中动脉相比，三层膜界限不明显。

内膜：仅见内皮细胞的核，内弹性膜不发达。

中膜：较薄，平滑肌少而疏松。

外膜：较中膜厚，由结缔组织组成，没有外弹性膜。

观察 RF 染色切片的中型动、静脉，管壁分层同 HE 染色，其中弹性纤维及弹性膜染成黑色，平滑肌染成黄色，胶原纤维染成桃红色。

三、大型动、静脉

目的：掌握大型动、静脉的结构。

标本：主动脉横切片（HE 和 RF 染色）；

大静脉横切片（HE 染色）。

观察

先观察 HE 染色的标本。

（1）**大动脉**（large artery）

10 倍物镜：可见大动脉管壁分为三层：内膜较薄，中膜最厚，外膜较薄。

40 倍物镜

内膜：内皮仅可见其细胞核，内皮下层较厚，内弹性膜可见数层，由于与中膜的弹性膜形态相同，故与中膜分界不清。

中膜：主要由几十层**弹性膜**成层排列，其间有环行平滑肌、胶原纤维和弹性纤维。

外膜：由结缔组织组成，内有营养血管。

后观察 RF 染色的标本，仔细对比组成结构。

（2）**大静脉**（large vein）

10 倍物镜：管壁分三层结构，从腔面由内向外观察，内膜较薄，中膜不发达，外膜很厚。

40 倍物镜

内膜：只见其内皮细胞核，没有内弹性膜。

中膜：仅有几层疏松的环行平滑肌，或者没有。

外膜：结缔组织内含有较多的纵行平滑肌束。

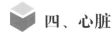 四、心脏

目的：掌握心壁的组织结构；在心肌膜中观察毛细血管的结构。

标本：心室壁切片（HE 染色）。

观察

10 倍物镜：低倍镜下分辨心内膜、心肌膜和心外膜的位置，一般心外膜内有较大的血管及脂肪细胞等。

40 倍物镜

（1）**心内膜**

内皮：可见染成蓝色的内皮细胞核。

内皮下层：为一薄层结缔组织，染色淡，纤维细。

心内膜下层：紧靠心肌膜，为结缔组织，其中含有**浦肯野纤维**（**Purkinje fibers**）（束细胞），此纤维比心肌纤维短、粗，肌质丰富，肌原纤维少，故染色淡，纤维中心有 1 ~ 2 个卵圆形或圆形的细胞核。

（2）**心肌膜**：最厚，由内纵、中环、外斜走行的心肌纤维组成，可见到心肌纤维纵切、横切、斜切的各种断面。心肌纤维间有丰富的毛细血管，其管径很小，仅由内皮细胞和基膜围成，最小的横断面只有一个内皮细胞围成。

（3）**心外膜**：是心包膜的脏层，其结构为浆膜。可见薄层结缔组织外表面被覆一层间皮。其中有小型动、静脉以及毛细血管、神经及脂肪组织。

【特殊染色原理及特点】

RF 染色法：Weigert 雷锁辛品红法（1898）（Weigerts resorcin-fuchsin method）

Weigert 雷锁辛品红液配制：碱性品红 2 g、雷锁辛 4 g、蒸馏水 200 ml、30% 三氯化铁 25 ml。取 500 ml 的烧瓶，加入蒸馏水和雷锁辛，用玻棒搅拌均匀，加热直至沸腾，持续 1 ~ 2 min，再加入 30% 三氯化铁水溶液继续搅拌直至煮沸 2 ~ 3 min 后，冷却后过滤。倒去滤液，将滤纸和沉淀物一起放入烤箱中烤干。取 200 ml 95% 乙醇，将滤纸与沉淀物一起放入加热溶解，除去滤纸，冷却后过滤，用 95% 乙醇定容到 200 ml，再加入 4 ml HCl。保存于 4℃ 冰箱，可长期使用。

操作方法：切片脱蜡至水；0.5% 高锰酸钾水溶液氧化 5 min，水洗；2% 草酸漂白 1 ~ 2 min，水洗；入 95% 乙醇，入 Weigert 雷锁辛品红液，室温染 1 ~ 2 h；95% 乙醇分化至背景清晰为止，Van Giesson 液或核固红作对比染色，脱水透明，封固。弹性纤维及弹性膜染成黑色，平滑肌染成黄色，胶原纤维染成桃红色。

特点：可将微细弹性纤维显示出来；方法可靠，颜色鲜红色，切片可保存；配制好的染液可使用较长时间。

【练习题】

1. 写出下图所示结构的名称。

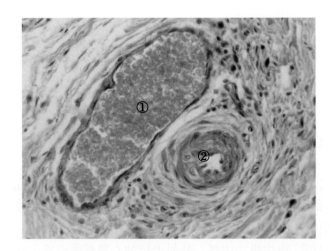

① ＿＿＿＿＿＿＿＿＿＿＿；② ＿＿＿＿＿＿＿＿＿＿＿＿。

2. 写出下图所示器官的名称。

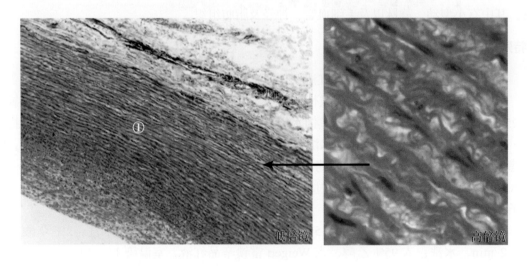

低倍镜　高倍镜

① ＿＿＿＿＿＿＿＿＿＿＿＿。

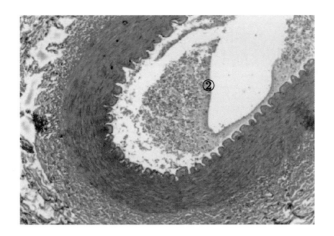

② _____。

3. 写出下图中箭头所示细胞的名称 _____。

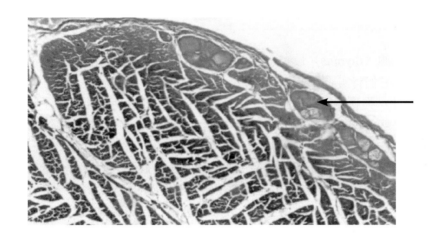

第十一章

免疫系统

【实验内容】

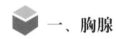 **一、胸腺**

目的：掌握胸腺的组织结构。

标本：幼儿胸腺切片（HE 染色）。

观察

10 倍物镜

（1）被膜：**胸腺**（**thymus**）最表面的薄层结缔组织，染成粉红色，被膜伸至胸腺内部，即胸腺小叶间隔，它们将实质分成许多不完全分隔的胸腺小叶。

（2）胸腺小叶：胸腺实质被胸腺小叶间隔分成许多大小不等的小叶：小叶周边着色较深者为皮质，中央着色较浅者为髓质。皮质不完全包裹髓质，相邻小叶的髓质彼此相连接。

40 倍物镜

皮质：位于小叶的周边，相邻小叶的皮质之间有小叶间隔。主要由少量星状的胸腺上皮细胞和密集胸腺细胞组成。因胸腺细胞多而密集，故皮质着色较深。

髓质：位于小叶的深部，也是由胸腺上皮细胞和淋巴细胞组成的，但前者多而后者较少，并且排列疏松，故髓质着色较浅。其中可见**胸腺小体**。

胸腺小体：散在分布于髓质内，呈椭圆形或不规则形，大小不一，由扁平状的胸腺上皮细胞呈同心圆状排列而成。小体外周的上皮细胞，其核明显，小体中心的细胞可完全角化，呈强嗜酸性染色。

 二、淋巴结

目的：掌握淋巴结的组织结构。

标本：猴或猫淋巴结纵切片（HE 染色）。

观察

4 倍物镜：**淋巴结**（**lymph node**）是豆形的实性器官，在切片中呈圆形或椭圆形，表面有薄层被膜，染成粉红色。内部是实质。

10 倍物镜：根据部位和染色的不同可以区分出表面的被膜、被膜下染色较深的皮质以及中央染色较浅的髓质。有的标本在淋巴结的一侧凹陷而无皮质结构，该处为淋巴结门，可见较大输出淋巴管、动脉和静脉等结构。

40 倍物镜

（1）被膜：被膜由致密结缔组织组成，并伸入实质形成小梁，构成实质的粗支架。小梁粗细不等，在切片中可被切成圆形、椭圆形、索条状或分支状的断面，有时小梁内可见血管断面。有时在被膜内可以看到输入淋巴管（壁薄，可见一层内皮，腔内无血液）。

（2）皮质：由**浅层皮质**、**副皮质区**和**皮质淋巴窦**组成。

浅层皮质：由淋巴小结及小结间薄层的弥散淋巴组织组成。主要由 B 淋巴细胞和巨噬细胞等组成。淋巴小结是由密集的淋巴组织构成的球形结构，每个淋巴小结的周边为密集的小淋巴细胞，中央染色较浅，称为生发中心。其内侧份为暗区，外侧份为明区。明区顶端覆盖有一半月形小淋巴细胞层，染色深，称为小结帽。

副皮质区：为分布于淋巴小结之间和皮质深层的弥散淋巴组织，主要由 T 淋巴细胞构成。此区可见毛细血管后微静脉（高内皮微静脉），其内皮较高，呈立方形，细胞核呈椭圆形，偶可见淋巴细胞穿过内皮。

皮质淋巴窦：分布于被膜与淋巴组织之间（被膜下窦）和小梁与淋巴小结之间（小梁周窦），窦壁由扁平的内皮细胞围成，内皮外有少量网状纤维及一层扁平的网状细胞，窦内有一些星状的内皮细胞支撑窦腔，腔内有巨噬细胞。

（3）髓质：位于淋巴结中心，由**髓索**和**髓窦**组成。

髓索：是由密集的淋巴组织构成的条索状结构，彼此相连成网，主要由 B 淋巴细胞、浆细胞组成。在切片中，淋巴索着深蓝紫色，粗细不等，形状不规则，可呈长条形或分支状。淋巴索内亦可见血管断面。

髓窦：明显可见，为走行于淋巴索之间和淋巴索与小梁之间的浅色区域，其形状迂曲，窦腔较宽，并且分支吻合成网。结构与皮质淋巴窦相同。

◈ 三、脾

目的：掌握**脾**（**spleen**）的组织结构。

标本：猴脾切片（HE 染色）。

观察

4 倍物镜：切片的一侧围有粉红色的结构为被膜。被膜内侧为脾实质，在实质中散在的深蓝色的圆形或椭圆形结构为**白髓**，其余颜色较红的部分为**红髓**。

10 倍物镜：被膜较厚，由致密结缔组织组成，含有弹性纤维和少量平滑肌细胞。被膜外面覆盖着间皮。被膜伸入实质形成小梁。切片上可见大小不等的小梁断面，其内有小梁动、静脉。

40 倍物镜

白髓：由密集的淋巴组织构成，散在实质中，染成深蓝色。有三种形态：①**动脉周围淋巴鞘**：弥散淋巴组织密集在中央动脉周围形成的圆筒状结构，切片上可见不同断面。断面中央为中央动脉。②**脾小体**：为脾的淋巴小结，位于淋巴鞘的一侧，可见到中央动脉的切面，但中央动脉位于脾小体的一侧呈偏心位。脾小体常有生发中心，特点与淋巴结的淋巴小结相似。③**边缘区**：位于红髓和白髓交界处，该区的淋巴细胞较白髓稀疏，内混有少量红细胞，可见巨噬细胞。

　　红髓：由**脾索**和**脾窦**构成。①脾索：淋巴组织聚集成的不规则条索。由网状组织构成支架，网眼中含有各种血细胞、巨噬细胞和浆细胞等。②脾窦：是形态不规则的血窦，位于脾索之间，窦腔的大小视血液充盈程度而异。窦壁内皮细胞为长杆状，沿脾窦长轴平行排列，细胞核所在处细胞体向窦腔内隆起，内皮细胞之间有小间隙。横切面上可见窦壁的杆状内皮细胞沿血窦壁呈点状排列，细胞核突向管腔，窦腔内常见各种血细胞，以红细胞占多数。

【练习题】

　　1. 写出下图中箭头所示结构的名称 ＿＿＿＿＿＿＿＿＿＿＿。

练习题答案

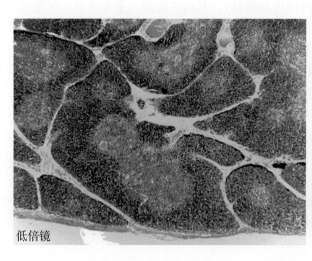
低倍镜

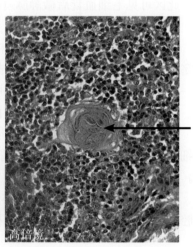
高倍镜

　　2. 写出下图所示器官的名称 ＿＿＿＿＿＿＿＿＿＿＿。

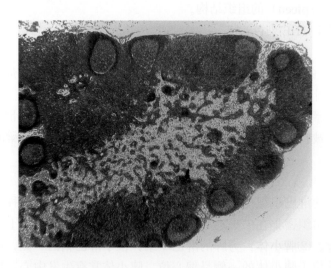

3. 写出下图中圆圈内所示结构的名称 ＿＿＿＿＿＿＿＿＿＿。

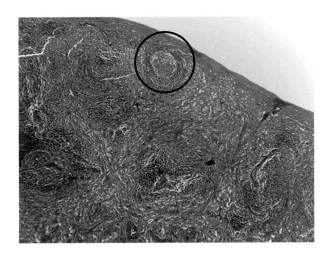

<table>
<tr><td style="background:#1a1a1a;color:white;padding:20px;">第十二章</td><td style="background:#808080;color:white;padding:20px;font-size:2em;text-align:center;">消化管</td></tr>
</table>

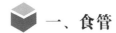 一、食管

目的：了解食管壁的结构特点。

标本：猫食管横切片（HE 染色）。

观察

4 倍物镜：可见食管横切面，由于管壁内肌组织的收缩，故管腔不规则。

10 倍物镜：食管为中空性器官，管壁结构由内向外分为四层：黏膜、黏膜下层、肌层和外膜。

40 倍物镜：仔细观察各层的结构特点：

（1）黏膜：上皮为**未角化的复层扁平上皮**，固有层为疏松结缔组织，突入上皮基底部形成乳头，有些地方因切面关系，乳头似在上皮内。固有层除小血管、淋巴管外，还可见食管腺导管。黏膜肌是一层纵行的平滑肌，在食管横断面上肌细胞呈横断面。

（2）黏膜下层：由结缔组织构成，其间可见黏液性的**食管腺（esophageal gland）**。腺泡为圆形、卵圆形或不规则形，腺腔很小，腺细胞呈柱状或锥状，胞质着浅蓝色，核染色深，位于细胞底部。腺体较小导管由单层立方细胞或柱状细胞围成，较大的导管由复层柱状上皮围成，至开口处则由复层扁平上皮围成，开口于食管腔面。食管腺周围有时可见淋巴细胞或淋巴小结。

（3）肌层：肌层相对较厚，为内环行、外纵行两层。食管上段为骨骼肌，中段为骨骼肌和平滑肌，下段为平滑肌。通过肌纤维形态可辨认观察的切片是食管的哪一段。

（4）外膜：是由结缔组织组成的纤维膜。

 二、胃

目的：掌握胃壁的结构（尤其是黏膜层的结构）。

标本：猴胃底切片（HE 染色）。

观察

10 倍物镜：辨认胃壁的四层结构，即黏膜、黏膜下层、肌层和外膜。

（1）黏膜：上皮为单层柱状上皮，无杯状细胞，染色浅。柱状细胞核圆近基底，顶部胞质中含有颗粒，不易着色而呈空泡状，称**表面黏液细胞（surface mucous cell）**，表面上皮下陷形成许多**胃小凹（gastric pit）**。胃体和胃底的固有层内有很多**胃底腺（fundic gland）**

的断面，几乎占满整个固有层，腺体之间有少量结缔组织、血管和散在平滑肌纤维，有时可见孤立淋巴小结。胃底腺开口于胃小凹。

黏膜肌：为一薄层平滑肌，呈内环行、外纵行排列。

（2）黏膜下层：由疏松结缔组织组成，其中有血管、淋巴管和神经。

（3）肌层：较厚，由内斜行、中环行、外纵行三层平滑肌组成。

（4）浆膜：由薄层结缔组织外覆一层间皮组成。

40 倍物镜：重点观察胃底腺的结构。胃底腺主要由以下五种细胞组成：

主细胞（chief cell）：是胃底腺的主要细胞，数目多，主要分布于腺的下半部，细胞呈柱状，核呈圆形，位于细胞的底部，胞质嗜碱性强，染成蓝色。

壁细胞（parietal cell）：较主细胞少，多分布于腺体的上半部。胞体大，呈圆形或三角形，核呈圆形、位于细胞中央，有时可见双核，胞质为强嗜酸性，染成红色。

颈黏液细胞：主要位于胃底腺的颈部，夹在壁细胞之间。细胞界限不易分清，细胞呈柱状或烧瓶状，细胞核呈扁圆形，位于基底部，胞质染色甚浅，故须仔细观察方可辨认。

内分泌细胞和干细胞：HE 染色标本上不能辨认这两种细胞。

三、小肠

目的：掌握小肠壁的四层结构，重点掌握小肠黏膜的结构。

标本：猫空肠横切片（HE 染色）。

观察

4 倍物镜：本切片显示空肠横切面，标本一侧可见多个大突起——环行皱襞，以及许多小的突起——肠绒毛，此面为黏膜；另一面平整，为空肠的外膜。

10 倍物镜：辨认空肠壁的四层结构，以黏膜下层为中轴的环行**皱襞（plica）**突向肠腔，仔细观察覆盖其表面像指状突起的**肠绒毛（intestinal villus）**，绒毛的表面被覆单层柱状上皮，其中轴为固有层。

（1）黏膜：上皮为单层柱状上皮，由吸收细胞、杯状细胞和内分泌细胞组成。吸收细胞表面有**纹状缘**，被染成深红色。固有层由疏松结缔组织组成，观察绒毛中轴的管道，**中央乳糜管（central lacteal）**塌陷，故很难辨认。固有层内有孤立淋巴小结和**小肠腺（small intestinal gland）**。小肠腺为管状腺，几乎延伸到黏膜肌，开口于绒毛根部，在腺的开口处上皮与绒毛上皮相延续。标本中可见不同断面的小肠腺。黏膜肌由内环行、外纵行平滑肌组成。

（2）黏膜下层：由疏松结缔组织组成。十二指肠的黏膜下层有**十二指肠腺（duodenal gland）**，由黏液性腺泡构成，胞质染色浅，胞核呈圆形或扁圆形，位于细胞基底部。有时可见腺导管穿过黏膜肌开口于小肠的底部。

（3）肌层：由内环行、外纵行两层平滑肌组成，两层之间常见肌间神经丛。

（4）浆膜：结缔组织很薄，其外被覆一层间皮。

注意比较回肠、十二指肠和空肠的结构，观察增多的杯状细胞和集合淋巴小结，并确认淋巴小结所在的位置。

40 倍物镜：主要观察肠绒毛和小肠腺的结构。小肠腺有以下几种细胞组成：①吸收细胞：呈柱状，核呈卵圆形位于基底部。②杯状细胞：分散于柱状细胞之间。③**帕内特细胞**（**Paneth cell**）：位于肠腺底部，细胞呈锥体形。顶部胞质含有粗大的嗜酸性颗粒，染成红色。④内分泌细胞和干细胞：普通 HE 染色标本不能辨认。

四、结肠

目的：了解结肠的结构特点。

标本：猴结肠横切片（HE 染色）。

观察

4 倍物镜：可见管壁外侧局部增厚的结肠带。

10 倍物镜：辨认结肠的四层结构：黏膜、黏膜下层、肌层和外膜。

40 倍物镜：观察以下结构：

（1）黏膜无绒毛。单层柱状上皮内杯状细胞特别多。

（2）固有层有许多密集排列的单管状腺，为**大肠腺**，较直，无帕内特细胞。除孤立淋巴小结外，还有弥散的淋巴细胞。

（3）肌层的外纵肌集中形成三条**结肠带**。

【练习题】

1. 写出下图中标识所示的名称。

图中所示的器官是 _____ ；①所示的上皮组织是 _____ 上皮；②所示的结构是 _____ ；③所示的结构是 _____ 。

练习题答案

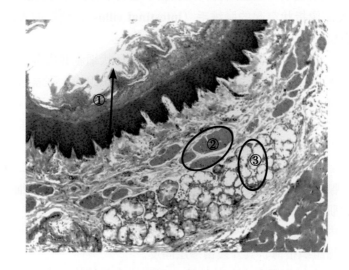

2．写出下图中标识所示的名称。

图中所示的器官是 ＿＿＿＿＿＿＿＿；①所示的上皮组织是 ＿＿＿＿＿＿＿＿；②所示的结构是 ＿＿＿＿＿＿＿＿；③所示的结构是 ＿＿＿＿＿＿＿＿；④所示的细胞是 ＿＿＿＿＿＿＿＿；⑤所示的细胞是 ＿＿＿＿＿＿＿＿。

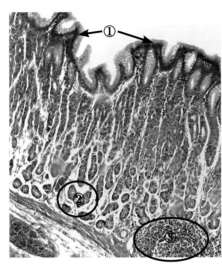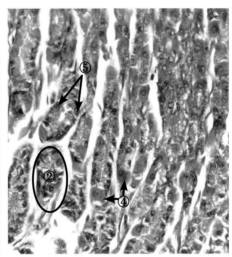

3．写出下图中标识所示的名称。

图中所示的器官是 ＿＿＿＿＿＿＿＿；①所示的结构是 ＿＿＿＿＿＿＿＿；②所示的结构是 ＿＿＿＿＿＿＿＿。

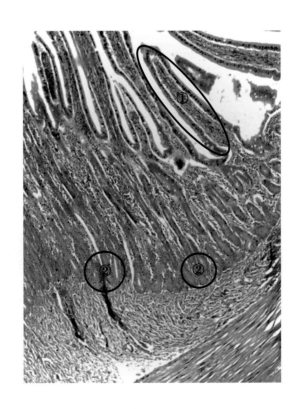

4．写出下图中标识所示的名称。

图中所示的器官是 _____；①所示的结构是 _____。

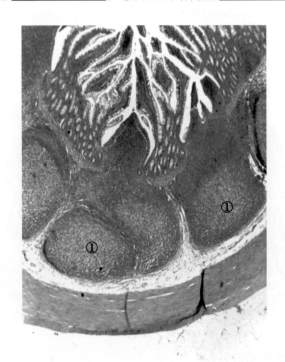

5．写出下图中标识所示的名称。

图中所示的器官是 _____；①所示的结构是 _____；②所示的结构是 _____；③所示的结构是 _____；④所示的结构是 _____；⑤所示的结构是 _____。

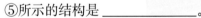
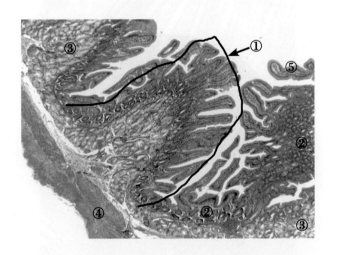

6．写出下图中标识所示的名称。

图中所示的器官是 ＿＿＿＿＿＿＿＿＿；①所示的结构是 ＿＿＿＿＿＿＿＿＿；②所示的结构是 ＿＿＿＿＿＿＿＿＿。

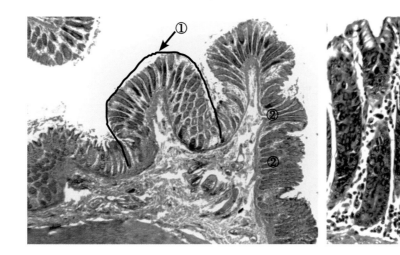

第十三章 消化腺

一、大唾液腺（以下颌下腺为例）

目的：掌握唾液腺的特征性结构。

标本：猴下颌下腺（HE 染色）。

观察

10 倍物镜：可见腺体外覆有薄层结缔组织被膜，被膜伸入腺体实质内部将其分隔成许多小叶，小叶内有腺泡、导管和血管等。

40 倍物镜

（1）腺泡：呈泡状或管泡状，由单层立方或锥形腺细胞组成，腺细胞围绕中央的腔排列，基膜间有散在的肌上皮细胞。肌上皮细胞扁平，有突起。腺泡可分为浆液性腺泡、黏液性腺泡和混合性腺泡（浆液黏液性腺泡）三种。

浆液性腺泡：由浆液性腺细胞组成。胞体呈锥形，核呈圆形，位于基部，顶部胞质常含有较多嗜酸性酶原颗粒。下颌下腺浆液性腺泡数量较多。

黏液性腺泡：由黏液性腺细胞组成。胞体也呈锥形，胞核呈扁圆形，贴近细胞基部，细胞质内含有黏原颗粒，在常规组织切片制作中颗粒被溶解而使细胞染色浅。

混合性腺泡：由以上两种腺细胞共同组成，常常是数个浆液性腺细胞位于黏液性腺泡末端，形成新月形的浆半月。

（2）导管

闰管：起源于腺泡汇合形成纹状管（分泌管），较短，管径小，管壁为单层扁平或立方上皮。下颌下腺闰管短，不易辨认。

纹状管：位于小叶内，管壁为单层柱状上皮，核近细胞顶部，胞质呈嗜酸性，染色较红。

小叶间导管和总导管：由纹状管汇合而成小叶间导管，位于小叶间结缔组织内，管壁上皮为单层柱状或假复层柱状，近开口处上皮变为复层扁平，与口腔黏膜上皮相延续。

二、胰腺

目的：掌握胰腺外分泌部和内分泌部的结构。

标本：人胰腺切片（HE 染色）。

观察

10 倍物镜：胰腺表面覆以薄层疏松结缔组织被膜，被膜伸入腺实质将其分隔成很多大小不等的小叶。在小叶内有大量染成紫红色的腺泡（外分泌部）。在腺泡之间，散在有体积大、染色浅的细胞团，即胰岛（pancreas islet）（内分泌部）。小叶间的结缔组织中有血管、淋巴管和神经。

40 倍物镜

（1）外分泌部：为复管泡状腺，由浆液性腺泡和导管组成。

腺泡：细胞为锥形，核呈圆形，位于近基底部。顶部胞质内有嗜酸性酶原颗粒。在腺泡腔面还可见一些较小的**泡心细胞（centroacinar cell）**，是延伸入腺泡腔内的闰管上皮细胞，呈扁平或立方形，胞质着色淡。腺泡以泡心细胞与闰管相连。

导管：①闰管：相对较长，管径很小，由单层扁平或立方上皮组成。胰腺无纹状管，闰管逐渐汇合形成小叶内导管。②小叶内导管：为单层立方上皮，在小叶间结缔组织内汇合成小叶间导管。③小叶间导管：为单层柱状上皮，汇合成一条主导管贯穿胰腺全长，在胰头部与胆总管汇合，开口于十二指肠乳头。④主导管：单层高柱状上皮，上皮内可见杯状细胞。

（2）内分泌部 [**胰岛（pancreas islet）**]：散在分布于外分泌部腺泡之间，为染色相对浅淡、大小不等的内分泌细胞团，胰岛细胞呈团索状分布，细胞间有丰富的毛细血管。HE 染色切片中不易区分胰岛的细胞类型。

三、肝

目的：重点观察并掌握肝小叶和门管区的结构。

标本：猴肝切片（HE 染色）。

观察

10 倍物镜：肝实质被结缔组织分隔成许多肝小叶（**hepatic lobule**）。肝小叶呈多边形，小叶的中央有一条**中央静脉**。肝细胞索以中央静脉为中心向四周呈放射状排列。肝细胞索间的空隙，即肝血窦。

门管区（portal area）在相邻几个肝小叶之间，结缔组织较多，内含三种管道，即小叶间动脉、小叶间静脉和小叶间胆管。

40 倍物镜

（1）肝小叶：肝小叶由以下结构构成。

中央静脉（central vein）：位于肝小叶中央，管壁很薄，主要由单层扁平上皮组成。

肝索（hepatic cord）：为肝板的切面，呈索状，以中央静脉为中心呈放射状排列，由**肝细胞（hepatocyte）**组成。肝细胞体积较大，呈多边形，核大而圆，居中央，常可见双核细胞，胞质呈嗜酸性，并含有散在的嗜碱性物质，因制片过程中胞质内糖原和脂滴被溶解，染色浅。肝细胞之间的胆小管在 HE 染色切片上不能显示。

肝血窦（hepatic sinusoid）：位于肝索之间互相吻合成网状毛细血管，窦腔大而不规则，窦壁由内皮细胞构成，窦腔内可见肝内巨噬细胞（库普弗细胞）和大颗粒淋巴细胞。血液从肝小叶周边经血窦流向中央，汇入中央静脉。

（2）门管区：在相邻几个肝小叶之间的三角形或椭圆形的结缔组织小区，主要包含以下三种类型的管道。

小叶间动脉：是肝动脉的分支，管壁相对较厚，腔小而圆，内皮外有几层环行平滑肌。

小叶间静脉：是门静脉的分支，管壁薄，腔较大而不规则，内皮外仅有少量平滑肌。

小叶间胆管：是肝管的分支，管壁衬以单层立方或矮柱状上皮。

在肝小叶之间，偶见单独走行的小叶下静脉，管腔大，管壁较厚。

【练习题】

1．写出下图中标识所示的名称。

图中所示的器官是 ＿＿＿＿＿＿＿＿；①所示的腺泡是 ＿＿＿＿＿＿＿＿；②所示的腺泡是 ＿＿＿＿＿＿＿＿；③所示的腺泡是 ＿＿＿＿＿＿＿＿；④所示的结构是 ＿＿＿＿＿＿＿＿。

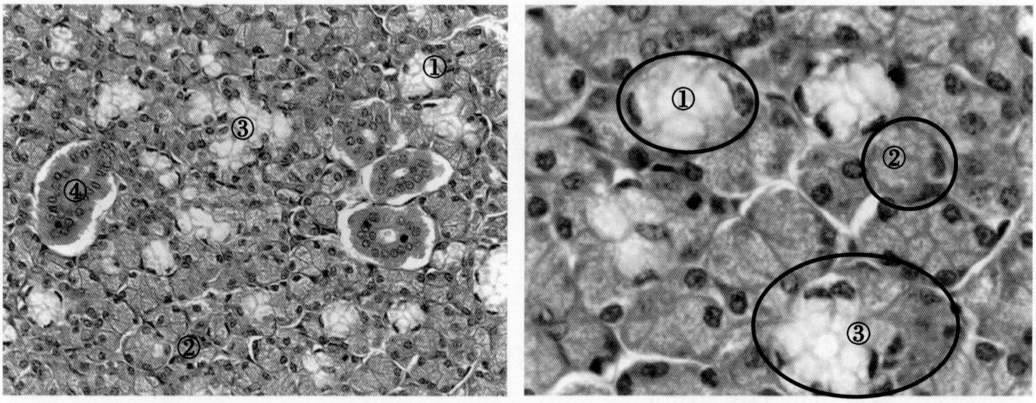

2．写出下图中标识所示的名称。

图中所示的器官是 ＿＿＿＿＿＿＿＿；①所示的结构是 ＿＿＿＿＿＿＿＿；②所示的结构是 ＿＿＿＿＿＿＿＿。

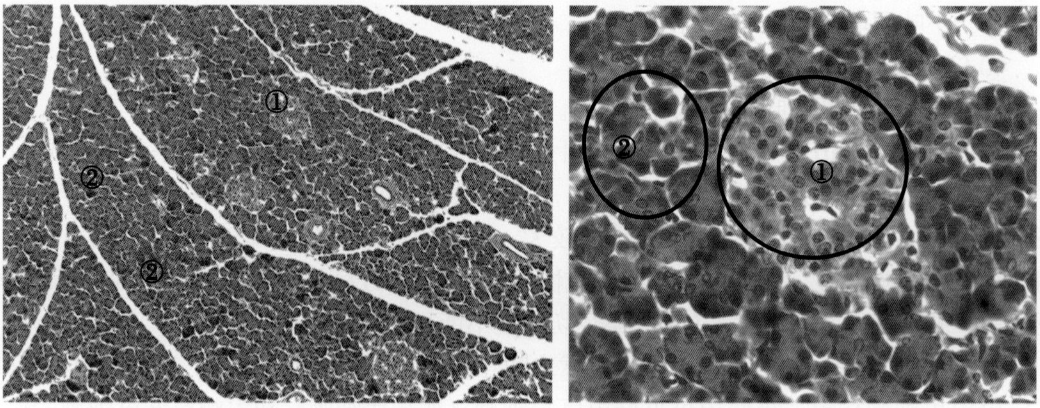

3．写出下图中标识所示的名称。

图中所示的器官是 ＿＿＿＿＿＿＿＿；①所示的结构是 ＿＿＿＿＿＿＿＿；②所示的细胞

是 _____；③所示的结构是 _____；④所示的结构是 _____；
⑤所示的结构是 _____；⑥所示的结构是 _____。

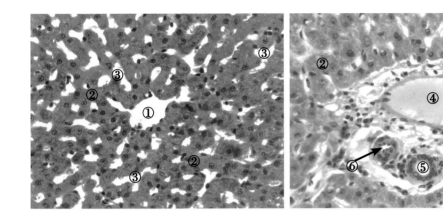

第十四章

内分泌系统

【实验内容】

 一、甲状腺

目的：掌握甲状腺的组织结构。

标本：猴甲状腺切片（HE 染色）。

观察

4 倍物镜：甲状腺被薄层结缔组织包裹，结缔组织伸入腺实质将实质分成许多小叶。

10 倍物镜：每个小叶内有许多大小不等的**滤泡**（**follicles**）和**滤泡旁细胞**（**parafollicular cells**），滤泡间的结缔组织内有丰富的毛细血管。

40 倍物镜

（1）滤泡：由单层低柱状或立方状的**滤泡上皮细胞**（**follicular epithelial cells**）围成（随功能状态的不同而有形状层数变化），核呈圆形，居中，胞质着色浅，滤泡腔内含有**胶质**（**colloid**），呈嗜酸性。

（2）滤泡旁细胞：滤泡旁细胞常常单个或成群存在于滤泡之间，也可嵌于滤泡上皮之间，滤泡旁细胞胞体较滤泡上皮细胞大，核呈圆形，胞质着色浅，常规染色切片不易分辨，但用镀银染色或免疫组化染色很容易辨认。

二、肾上腺

目的：掌握肾上腺皮质和髓质的组织结构特点。

标本：猴肾上腺切片（HE 染色）。

观察

4 倍物镜：肾上腺被薄层结缔组织包裹，肾上腺实质由周边的**肾上腺皮质**（**adrenal cortex**）和中央的**肾上腺髓质**（**adrenal medulla**）两部分构成。

10 倍物镜：皮质由外向内分为三个带：球状带、束状带和网状带。

40 倍物镜

（1）皮质

1）球状带：位于被膜下方，细胞比束状带小而染色深，**排列呈球团状**，细胞核深染。团索间有丰富的毛细血管。

2）束状带：最厚，细胞体积大，呈多边形，**排列呈单行或双行细胞索**，索间有许多血窦，胞质内含有大量脂滴，在常规组织学制片时脂滴被溶解，因此胞质呈现空泡样。细胞核呈圆形，居中，有时可见双核。

3）网状带：位于皮质深部，较束状带薄，细胞呈不规则索状排列并**交织成网**，细胞核小而圆，染色深，胞质呈嗜酸性，其中含有脂褐素颗粒。

（2）髓质：位于腺体中央，髓质细胞大，多边形，排列呈团索状，胞质内有被铬盐染成褐色的**嗜铬颗粒**，故又称**嗜铬细胞**（**chromaffin cells**），细胞间有血窦。

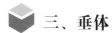 **三、垂体**

目的：掌握垂体的结构。

标本：人垂体切片（HE 染色）。

观察

4 倍物镜：可见腺垂体的**远侧部**（**pars distalis**）和中间部以及神经垂体的**神经部**（**pars nervosa**）。远侧部面积最大，中间部是位于远侧部和神经部之间的狭小区域。

40 倍物镜

（1）远侧部：腺细胞排列呈团索状，其间有窦状毛细血管，远侧部的内分泌细胞根据染色性质不同分为以下三种类型：

1）嗜酸性细胞：多位于远侧部中央，数量较多，细胞呈圆形或卵圆形，胞质中存在嗜酸性颗粒，因此被染成红色。

2）嗜碱性细胞：多分布在远侧部周边，数量较少，细胞呈卵圆形或多边形，胞质中有嗜碱性颗粒，因而被染成蓝色。

3）嫌色细胞：远侧部有很多嫌色细胞，体积小，常成群分布，核呈圆形，因为胞质中几乎没有颗粒，因此着色浅。

（2）中间部：是位于远侧部和神经部之间的狭小区域，由滤泡及周围的嗜碱性细胞和嫌色细胞组成，索状或包含胶体的滤泡状。

（3）神经部：可见大量的无髓神经纤维，其间夹有垂体细胞的细胞核和窦状毛细血管。在无髓神经纤维之间可见染成紫红色的大小不等的均质团块，称为**赫林体**（**Herring bodies**）。

【练习题】

1. 写出下图所示器官的名称 _____。

练习题答案

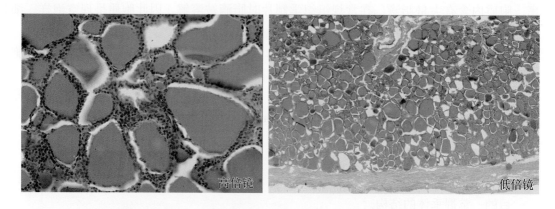

高倍镜   低倍镜

2．写出下图中标识所示结构（细胞）的名称。

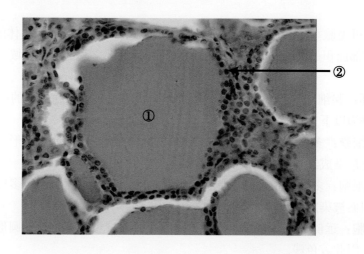

① _____；② _____。

3．写出下图中标识所示结构的名称。

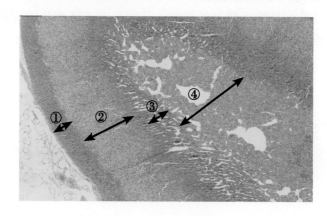

① _____；② _____；

③ _____；④ _____。

4．写出下图中数字所示结构的名称。

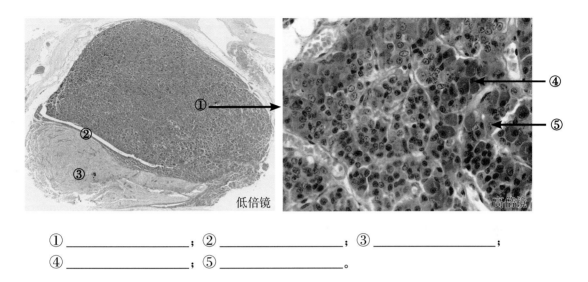

①＿＿＿＿＿＿＿＿＿＿＿＿＿；② ＿＿＿＿＿＿＿＿＿＿＿＿＿；③ ＿＿＿＿＿＿＿＿＿＿＿＿＿；
④＿＿＿＿＿＿＿＿＿＿＿＿＿；⑤ ＿＿＿＿＿＿＿＿＿＿＿＿＿。

5．写出下图中标识所示结构（细胞）的名称。

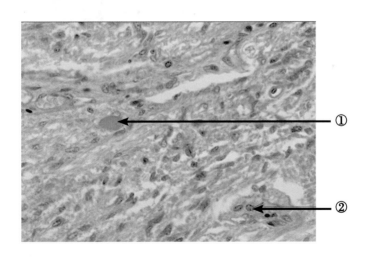

①＿＿＿＿＿＿＿＿＿＿＿＿＿；② ＿＿＿＿＿＿＿＿＿＿＿＿＿。

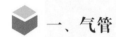

第十五章 呼吸系统

【实验内容】

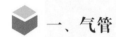 一、气管

目的：观察气管壁的三层结构。

标本：猴气管切片（HE 染色）。

观察

4 倍物镜：找到气管的腔面。

10 倍物镜：气管管壁由腔面向外分为三层：黏膜、黏膜下层和外膜。

40 倍物镜

（1）黏膜：上皮为**假复层纤毛柱状上皮**，其间夹有杯状细胞，上皮与固有层之间有时可见染成粉红色均质状的基膜。固有层为富含血管的结缔组织，内有纵行排列的弹性纤维，可见腺体导管和数量较多的淋巴细胞。

（2）黏膜下层：为疏松结缔组织，内有混合性腺体、血管、淋巴管和神经。

（3）外膜：由**透明软骨环**和疏松结缔组织构成，在软骨缺口处可见平滑肌束和弹性纤维，一些混合性腺体有时可穿越平滑肌层。

 二、肺

目的：掌握肺的导气部和呼吸部的结构。

标本：猫肺切片（HE 染色）。

观察

4 倍物镜：肺的表面被覆**浆膜**（胸膜脏层），肺实质内可见支气管树各级分支的切面与大量的肺泡。

10 倍及 40 倍物镜：可区分支气管树的导气部和呼吸部。

（1）导气部

①叶支气管至小支气管：管壁结构和主支气管基本相似，但管径渐细，管壁渐薄，三层结构分界逐渐不明显。上皮仍为假复层纤毛柱状上皮，散在的**杯状细胞随分支变细逐渐减少**。黏膜下层变薄，**腺体也随分支变细而逐渐减少**。外膜中**软骨呈片状**，逐渐变小并减少。在黏膜和黏膜下层之间出现环行平滑肌束随管径变小逐渐增多。

②细支气管：管径较小，壁也较薄。上皮由假复层纤毛柱状逐渐变为单层纤毛柱状上皮，**腺体和软骨片大多消失**，而环行平滑肌相对增多。

③终末细支气管：上皮为单层纤毛柱状上皮，杯状细胞、腺体、软骨片消失。平滑肌形成**完整的环行平滑肌层**。

（2）呼吸部

①呼吸性细支气管：因有肺泡通连，故**管壁不完整**。上皮呈移行变化，由单层柱状逐渐转变为单层立方上皮。上皮下结缔组织内有少量平滑肌。

②肺泡管：管壁上有大量的肺泡开口，故管壁自身结构很少，仅在相邻肺泡开口之间保留少许，其表面被覆单层上皮，下方平滑肌纤维像括约肌一样位于固有层围绕在肺泡开口处，在切面上形成相邻肺泡间的**结节状膨大**。

③肺泡囊：常见于肺泡管末端，为几个肺泡的共同开口处。

④肺泡：为半球形的囊泡，切面上呈多边形或圆形。肺泡腔面衬有薄层肺泡上皮，由两种细胞组成。**Ⅰ型肺泡细胞（type Ⅰ alveolar cells）**：扁平状，很薄，在 HE 染色切片上只看到细胞核。**Ⅱ型肺泡细胞（type Ⅱ alveolar cells）**：细胞呈立方形，核大，呈圆形，在 HE 染色切片上，胞质呈泡状或泡沫状。

⑤肺泡隔：相邻肺泡上皮之间有薄层结缔组织，称肺泡隔，内有丰富的毛细血管。

⑥肺内巨噬细胞：肺内巨噬细胞位于隔内或肺泡腔内。细胞质内含有吞噬的尘埃颗粒，呈棕黑色，又称为**尘细胞（dust cells）**。

【练习题】

1. 写出下图中标识所示器官的名称 _____。

练习题答案

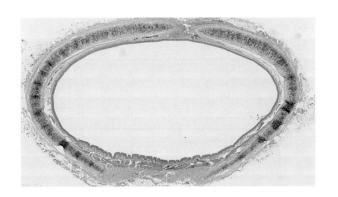

2．写出下图中标识所示结构的名称。

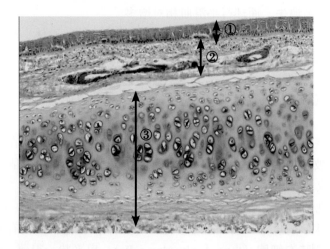

① _____；② _____；③ _____。

3．写出下图中标识所示结构的名称。

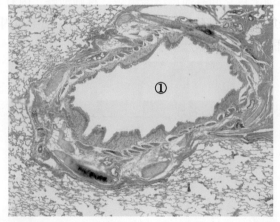

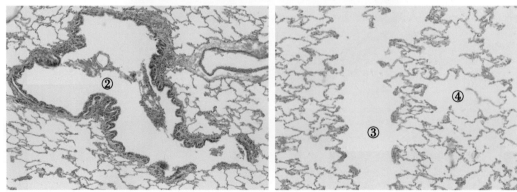

① _____；② _____；
③ _____；④ _____。

<table>
<tr><td>第十六章</td><td>皮　肤</td></tr>
</table>

【实验内容】

 一、手指皮

目的：掌握皮肤的结构，了解汗腺的结构。

标本：人手指皮切片（HE 染色）。

观察：手指皮是厚皮，低倍镜下先分辨表皮、真皮及皮下组织，然后再用高倍镜仔细观察以下结构。

（1）表皮

10 倍物镜：表皮是角化的复层扁平上皮，从基底面到游离面表皮的细胞依次可分为五层。

40 倍物镜：①**基底层（stratum basal）**：为一层紧贴于基膜上的矮柱状细胞，细胞界限不清，核呈卵圆形，胞质呈嗜碱性。②**棘层（stratum spinosum）**：由 4～10 层多边形，体积较大的棘细胞组成，相邻的细胞间有许多短小的棘状突起镶嵌连接。③**颗粒层（stratum granulosum）**：由 3～5 层扁平细胞组成，在切面上呈梭形，胞质内充满呈强嗜碱性的透明角质颗粒。④**透明层（stratum lucidum）**：由 2～3 层均质透明的扁平细胞组成，被伊红染成红色。透明层在薄皮不明显。⑤**角质层（stratum corneum）**：由多层角化的扁平细胞组成，细胞界限不清，核退化消失，胞质呈嗜酸性，被伊红染成红色。

（2）真皮

10 倍物镜：由致密结缔组织组成，可分为两层。

40 倍物镜：**乳头层（papillary layer）**：为真皮紧靠表皮的部分，由许多乳头构成，乳头层内主要含有纤细的胶原纤维，其中可见毛细血管网或触觉小体。**网织层（reticular layer）**：为乳头层下方较厚的致密结缔组织，胶原纤维粗大，其中有较大的血管、神经束、汗腺和环层小体。汗腺由分泌部和导管组成，分泌部由一层锥体形腺细胞组成，着色较浅，在腺细胞和基膜间可见肌上皮细胞，导管由两层立方形的上皮细胞围成。

（3）皮下组织：由大量脂肪组织和少量疏松结缔组织构成。

 二、头皮

目的：了解头皮、毛和皮脂腺的结构。

标本：人头皮垂直切面（HE 染色）。

观察：头皮的表皮仅仅只有四层结构（没有透明层），这四层结构和手指皮相似，在真皮的结缔组织中可见头发、汗腺和皮脂腺。

（1）头发

4 倍物镜：可见许多毛发的纵横切面。

40 倍物镜：**毛根（hair root）**：为埋在皮肤内的部分，由含有色素的角化细胞组成。**毛囊（hair follicle）**：由上皮组织和结缔组织形成毛囊，包绕毛根外周，毛根和毛囊的末端膨大，称为**毛球（hair bulb）**。**毛乳头（hair papilla）**：毛球底部凹陷处含有毛细血管和神经的结缔组织。**立毛肌（arrestor pilli muscle）**：是一束连接真皮乳头和毛囊的斜行平滑肌。

（2）皮脂腺

40 倍物镜：皮脂腺位于毛囊和立毛肌之间，为泡状腺，腺周边的细胞小而幼稚，染色深，而腺中央的细胞大而成熟，核固缩，胞质内充满脂滴，因脂滴被溶解而染色浅。皮脂腺导管短，为复层扁平上皮，多开口于毛囊。

【练习题】

1. 写出下图中标识所示结构的名称。

练习题答案

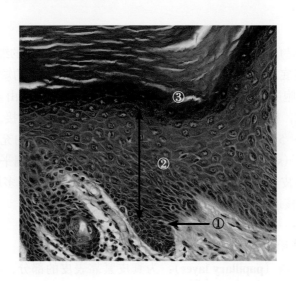

①＿＿＿＿＿＿＿＿＿；②＿＿＿＿＿＿＿＿＿；③＿＿＿＿＿＿＿＿＿。

2．写出下图中标识所示结构的名称：① _____。

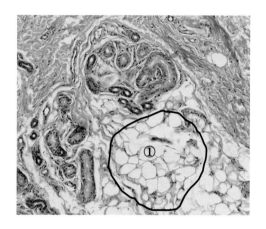

3．写出下图中标识所示结构的名称。

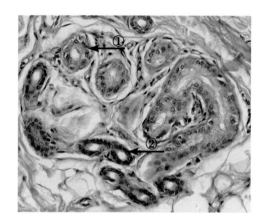

① _____；② _____。

4．写出下图中标识所示结构的名称。

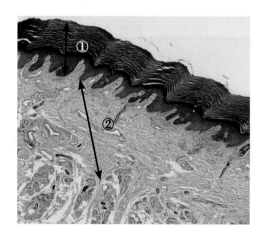

① _____；② _____。

5．写出下图中标识所示结构的名称。

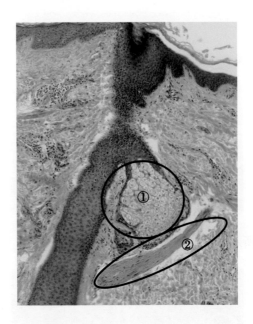

① _____；② _____。

6．写出下图中标识所示结构的名称：① _____。

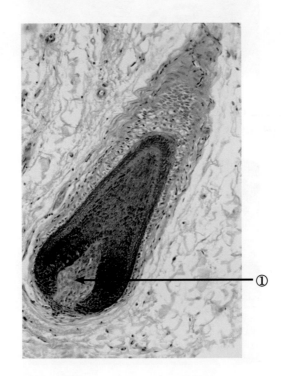

7．写出下图中标识所示结构的名称。

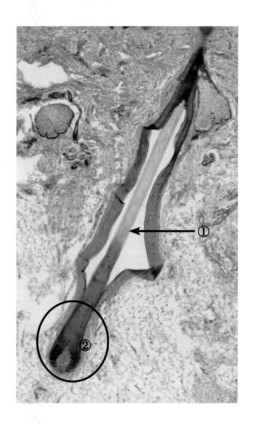

① _____；② _____。

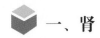

第十七章　泌尿系统

【实验内容】

一、肾

目的：掌握肾的组织结构，能够辨认肾小体、肾小管各段和集合管系的各组成部分。

标本：猴肾的冠状切面（HE 染色）。

观察：低倍镜下观察被膜、皮质和髓质。在皮质与髓质交界处有弓状动、静脉，高倍镜下仔细辨认肾单位各部分和集合小管的结构。

（1）肾小体（renal corpuscle）

10 倍物镜：位于皮质迷路，呈圆形或卵圆形。一个肾小体有两个极，即血管极和尿极，血管极有入球微动脉和出球微动脉进入和离开肾小体，尿极和近端小管相通连。每个肾小体由两部分组成。

40 倍物镜

①肾小囊：分壁层和脏层。壁层为单层扁平上皮，在尿极和近曲小管相连续；脏层足细胞覆盖在血管球的毛细血管上，仅从光镜形态上观察，足细胞与毛细血管的内皮细胞很难区分；两层之间的腔隙为肾小囊腔。

②血管球：是肾小囊内盘绕的毛细血管网。多观察几个肾小体，能否看到血管极或尿极。

（2）肾小管

40 倍物镜

①近端小管：由单层锥体形细胞围成。细胞游离面有一层发达的刷状缘。核呈圆形，位于细胞基部，胞质着较深红色。在皮质中大多数管道多为近曲小管，在光镜下细胞界限不清，近直小管与近曲小管相延续，结构很相似，位于髓放线。

②远端小管：由单层立方上皮围成，细胞游离面没有刷状缘，核呈圆形，位于细胞中央，胞质嗜酸性弱，被染成浅红色。远直小管从髓放线到达肾小体处与远曲小管相延续。

③细段：由单层扁平上皮围成，核呈圆形，突向管腔，胞质着色淡。细段常与毛细血管相混淆，但其腔内没有血液，上皮较厚，腔较大。

（3）髓袢

40 倍物镜：分为三个部分，由近端小管直部、细段和远端小管直部组成。位于髓放线和肾锥体。

（4）集合管

40 倍物镜：上皮细胞由单层立方逐渐变为柱状，细胞界限清楚，核呈圆形或卵圆形，胞质清明。

（5）**致密斑**（macula densa）

40倍物镜：是紧靠肾小体血管极的远端小管的一特殊区域，细胞相对远端小管其他细胞较高、较厚，细胞核排列密集，紧靠在一起。

二、输尿管

目的：了解输尿管的结构。

标本：猴输尿管横切片（HE染色）。

观察

（1）黏膜

40倍物镜：有纵行皱襞，腔面被覆变移上皮。

（2）肌层

10倍物镜：由内纵行、中环行和外纵行三层平滑肌组成。

（3）外膜

10倍物镜：为疏松结缔组织组成的纤维膜。

三、膀胱

目的：了解收缩状态下膀胱的结构。

标本：狗膀胱切片（HE染色）。

观察

（1）黏膜

40倍物镜：上皮为变移上皮，固有层由结缔组织组成。

（2）肌层

10倍物镜：较厚，由内纵行、中环行和外纵行三层平滑肌组成，但分界不很清楚。

（3）外膜

10倍物镜：除膀胱顶部为浆膜外，大部分为纤维膜。

【练习题】

1．写出下图中标识所示结构的名称：①＿＿＿＿＿＿＿＿＿＿。

练习题答案

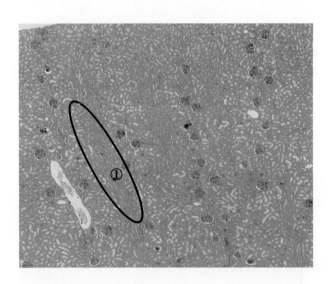

2．写出下图中标识所示结构的名称：① _____。

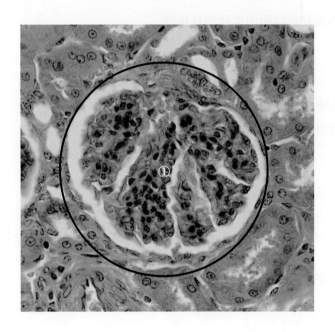

3. 写出下图中标识所示结构的名称：① _____。

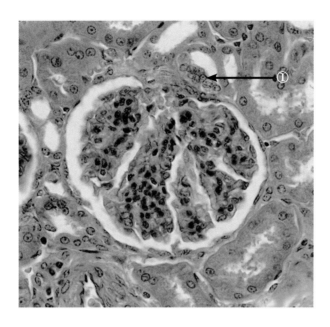

4. 写出下图中标识所示结构的名称。

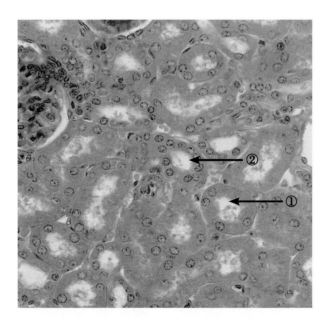

① _____；② _____。

5．写出下图中标识所示结构的名称：① ＿＿＿＿＿＿＿＿＿＿＿＿。

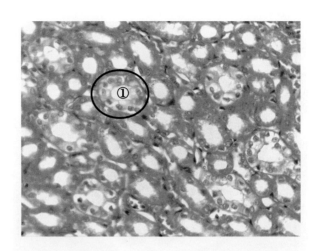

6．写出下图中所示器官的名称 ＿＿＿＿＿＿＿＿＿＿＿＿。

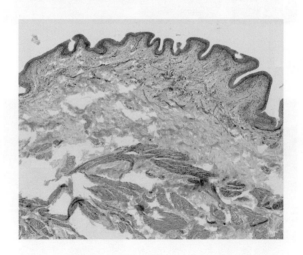

7．写出下图中标识所示上皮组织的名称：① ＿＿＿＿＿＿＿＿＿＿＿＿。

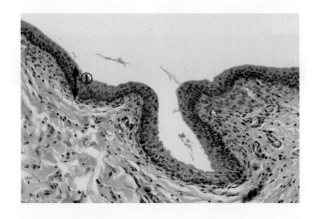

8．写出下图中标识所示细胞的名称：① _____。

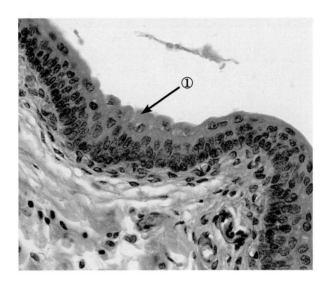

第十八章

男性生殖系统

【实验内容】

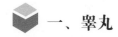 一、睾丸

目的：掌握睾丸的组织结构。

标本：人睾丸切片（HE 染色）。

观察

10 倍物镜：镜下辨认白膜、睾丸纵隔、生精小管和睾丸间质。

40 倍物镜：可见生精小管、睾丸间质、直精小管和睾丸网。

（1）**生精小管（seminiferous tubule）**：管壁内衬一种特殊的复层扁平上皮，称为生精上皮，由两种类型的细胞组成：**生精细胞（spermatogenic cell）**和**支持细胞（sertoli cell）**。

①生精细胞：从生精小管的基膜向管腔根据形态不同可分为以下五种类型。

精原细胞（spernatogonium）：紧贴基膜，呈圆形或卵圆形，核着色较深。

初级精母细胞（primary spermatocyte）：是生精上皮中最大的生精细胞。胞体呈圆形或椭圆形，核大而圆，在这些细胞核中染色体像丝团样染色深，故染色体密集成团。

次级精母细胞（secondary spermatocyte）：由于次级精母细胞存在时间短，并且很快分化为精子细胞，不易见到。因此，在生精小管的切片上不需要辨认。

精子细胞（spermatid）：近管腔面，常成群存在，胞体小，呈圆形，核染色质浓缩，被染成深蓝色。

精子（spermatozoon）：蝌蚪形。一个精子由头部和细长的尾部组成，其头部被染成深蓝色。

②支持细胞：分布于生精细胞之间，呈高锥体形，但细胞界限不清。核多为三角形，染色淡，核膜和核仁清晰可见。

（2）**睾丸间质细胞（Leydig cell）**：分布于生精小管之间的结缔组织中，常三五成群。胞体呈圆形或多边形。核圆，有 1～2 个明显的核仁。胞质呈嗜酸性，染成红色。

（3）直精小管：位于近睾丸纵隔处。管腔内衬单层柱状或立方上皮。

（4）睾丸纵隔和睾丸网：睾丸后缘白膜增厚形成睾丸纵隔。纵隔内交织成迷路样的空腔称睾丸网，腔大而不规则，常衬有单层扁平或立方上皮。

二、附睾

目的：了解附睾的组织结构。

标本：猴附睾切片（HE 染色）。

观察：在附睾切片上辨认两种类型的管道。

10 倍物镜：镜下可见两种管道，一种管腔平整，管壁为假复层纤毛柱状上皮；另一种腔面不整齐，管壁为单层柱状上皮。

40 倍物镜：可分辨两种管道——输出小管和附睾管。

（1）输出小管：输出小管管壁内衬特征性的单层柱状上皮，由高柱状有纤毛的细胞和低柱状无纤毛的细胞相间排列组成，故腔面不整齐。上皮紧靠一层清晰的基膜，基膜外包有结缔组织，其中含有薄层环行平滑肌。

（2）附睾管：附睾管内衬假复层纤毛柱状上皮，由主细胞和基细胞两种类型的细胞组成，主细胞呈高柱状，在其游离面有大量长长的静纤毛，腔面相对整齐、光滑。

三、前列腺

目的：了解前列腺的组织结构。

标本：人前列腺切片（HE 染色）。

观察

10 倍物镜：低倍镜下见尿道周围有前列腺的大量腺泡和导管。腺泡间结缔组织丰富，并含有大量平滑肌纤维。

40 倍物镜

（1）腺泡：腺泡腔大，不规则。腔面可见较多皱襞，腺泡上皮为单层立方、单层柱状及假复层柱状。腔内可见前列腺凝固体或结石。

（2）导管：导管位于尿道附近，导管短，上皮为单层立方或单层柱状，故不易与腺泡相区别。在尿道开口处为变移上皮。

【练习题】

1. 写出下图中所示器官的名称 ＿＿＿＿＿＿＿＿＿＿。

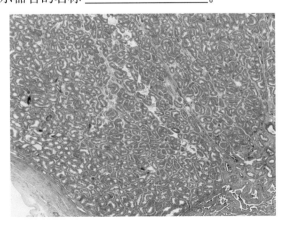

练习题答案

2. 写出下图所示结构的名称。

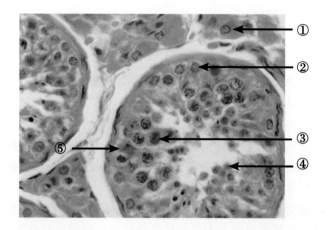

① _____；② _____；③ _____；
④ _____；⑤ _____。

3. 写出下图所示结构的名称。

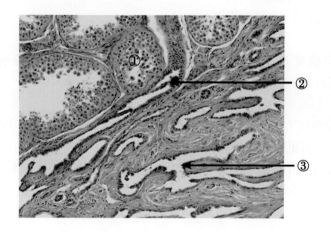

① _____；② _____；③ _____。

4．写出下图中数字所示结构的名称。

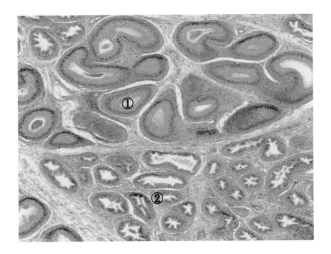

①＿＿＿＿＿＿＿＿＿＿；②＿＿＿＿＿＿＿＿＿＿。

第十九章　女性生殖系统

【实验内容】

 一、卵巢

目的：掌握卵巢的结构以及卵泡的发育和成熟过程。
标本：兔卵巢冠状切面（HE 染色）。
　　　人卵巢黄体切片（HE 染色）。
观察
（1）兔卵巢冠状切面显示卵巢的一般结构

10 倍物镜：镜下可见卵巢由外周的皮质和中央的髓质构成。皮质主要由许多处在不同生长和退化阶段的卵泡组成。卵泡间含有大量梭形细胞和有丰富弹性纤维的结缔组织。髓质为疏松结缔组织，内含大量的血管和神经。

40 倍物镜：在高倍镜下仔细观察以下结构。

①被膜：卵巢表面覆有单层立方或扁平上皮，称为表面上皮。上皮下有一层致密结缔组织，称白膜。

②**原始卵泡**（**primordial follicle**）：原始卵泡由一个大的初级卵母细胞和一层扁平的卵泡细胞组成。初级卵母细胞体积大，圆形，核大而圆，染色浅，核仁明显。

③**初级卵泡**（**primary follicle**）：原始卵泡开始生长就转变为初级卵泡。当卵泡开始生长时，其结构改变为：卵泡细胞由单层扁平变为单层立方，随之增殖成为多层。卵母细胞增大，在卵泡细胞与初级卵母细胞之间出现透明带，透明带呈嗜酸性，染成红色。在初级卵泡周围，梭形细胞和结缔组织逐渐密集，形成卵泡膜。

④**次级卵泡**（**secondary follicle**）：由初级卵泡进一步发育而来，结构改变为：在卵泡细胞间出现小腔隙，最终融合形成一个腔，称为卵泡腔，腔内充满卵泡液。随着卵泡腔扩大，部分卵泡细胞被挤到一侧形成一个丘状结构，称为卵丘，其中含有卵母细胞，围绕卵母细胞呈放射状排列的卵泡细胞，形成放射冠。在卵泡腔周围的卵泡细胞形成卵泡壁，又称为颗粒细胞。卵泡膜也逐渐分化为两层，内层细胞多，血管也很丰富；外层结缔组织纤维多。

⑤**闭锁卵泡**：在不同发育阶段退化的卵泡，称为闭锁卵泡。这些卵泡的卵母细胞及颗粒细胞退化溶解。透明带皱缩，卵泡塌陷。

（2）**人卵巢黄体切片显示卵巢内黄体**（**corpus luteum**）

10 倍物镜：镜下可见卵巢皮质内体积较大的腺体，外周有结缔组织被膜。

40 倍物镜：在高倍镜下仔细观察黄体中的两种细胞。

①**颗粒黄体细胞**（**granulosa lutein cell**）：颗粒黄体细胞从颗粒细胞演变而来，细胞较大，为多边形，核圆，胞质染色浅。

②**膜黄体细胞**（**theca lutein cell**）：位于黄体周边，膜黄体细胞由卵泡膜内层的细胞演变而来，胞体较小，染色较深。

 ## 二、输卵管

目的：了解输卵管的结构。

标本：人输卵管峡部及壶腹部横切片（HE 染色）。

观察

4 倍物镜：人输卵管峡部切片可见为中空性器官，单层纤毛柱状上皮则衬贴在腔面。

10 倍物镜：低倍镜下可见切片上腔小、壁厚的为峡部；腔大，皱襞多，壁薄的为壶腹部。

40 倍物镜：在高倍镜下观察以下结构。

（1）黏膜：上皮为单层纤毛柱状，固有层为结缔组织。

（2）肌层：由内环行、外纵行两层平滑肌组成。

（3）浆膜：由间皮和间皮下疏松结缔组织组成。

 ## 三、子宫

目的：掌握子宫壁的组织结构和月经周期中增生期和分泌期子宫内膜的结构特点。

标本：兔子宫壁切片（增生期）（HE 染色）；人子宫壁切片（分泌期）（HE 染色）。

观察

（1）兔子宫壁切片（增生期）

4 倍物镜：兔子宫壁切片可见为中空性器官，单层柱状上皮则衬贴在腔面。

10 倍物镜：低倍镜下可见切片上腔小、壁厚的为峡部；腔大，皱襞多，壁薄的为壶腹部。

40 倍物镜：在高倍镜下观察子宫壁三层结构。

①增生期子宫内膜：上皮为单层柱状，固有层内含有大量梭形细胞，有较少的子宫腺，短直而细。

②肌层：由很厚的平滑肌组成。

③外膜：子宫底部和体部为浆膜，颈部为纤维膜。

（2）人子宫壁切片（分泌期）：观察人子宫壁切片，特别注意子宫内膜分泌期的结构特征。

①内膜最厚。

②固有层内子宫腺数量多，腺体肥大并弯曲，腺腔内可见分泌物。

③螺旋动脉越来越弯曲，切片上可见较多小动脉断面。

④固有层内组织也大量增加。间质细胞变肥大。

【练习题】

1. 写出下图中所示的器官名称 ＿＿＿＿＿＿＿＿＿＿＿。

练习题答案

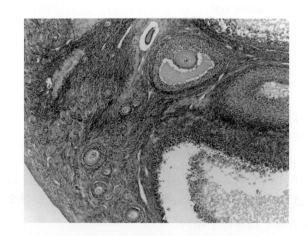

2. 请写出下图所示结构的名称。

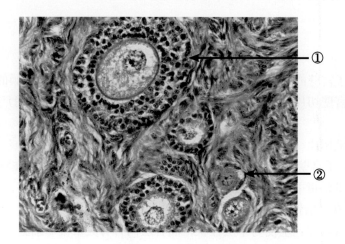

① ＿＿＿＿＿＿＿＿＿；② ＿＿＿＿＿＿＿＿＿。

3．写出下图中数字所示结构的名称。

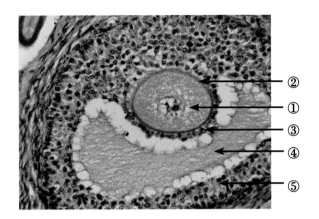

① _____；② _____；③ _____；

④ _____；⑤ _____。

4．写出下图中数字所示结构的名称。

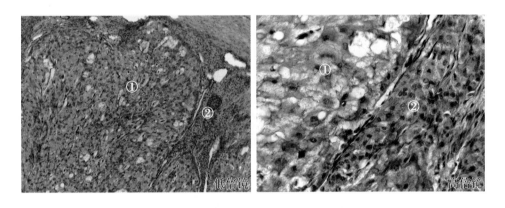

① _____；② _____。

5．写出下图中所示器官名称，并注明分别处于哪个变化时期。

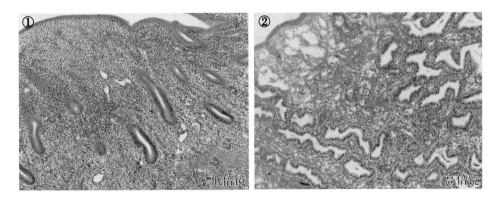

① _____；② _____。

第二十章　　　　　　　　　　　　**感觉器官**

【 实验内容 】

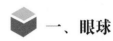 一、眼球

目的：了解眼球壁的一般结构，并掌握视网膜的构造。

标本：狗眼球火棉胶包埋水平切片（HE 染色）。

观察：眼球壁的基本结构包括三层：纤维膜、血管膜和视网膜。4 倍物镜下辨认三层结构，然后在 40 倍物镜下分别仔细观察视网膜、中央凹和视盘的结构。

（1）**视网膜（retina）**

40 倍物镜：眼球壁最内层，主要由四种细胞组成。在 HE 染色标本上不能观察这些细胞的完整形态，但事实上可以辨认由这四类细胞胞体构成的十层结构。

①色素上皮层：由富含色素的单层立方上皮构成。

②视杆视锥层：由外部的视杆细胞和内部的视锥细胞组成。

③外界膜：由放射状胶质细胞（米勒细胞）外侧端组成。

④外核层：由视杆细胞和视锥细胞的核和胞体所组成。

⑤外网层：由视杆和视锥细胞的轴突和双极细胞的树突所形成。

⑥内核层：由双极细胞、水平细胞、无长突细胞及米勒细胞的核和胞体形成。

⑦内网层：由双极细胞的轴突与节细胞的树突所组成。

⑧节细胞层：由节细胞胞体所组成。

⑨神经纤维层：由节细胞轴突组成，轴突平行走行于视网膜表面覆盖视盘形成视神经乳头。

⑩内界膜：为米勒细胞内侧端膨胀连接而形成。

（2）**黄斑（中央凹）（macula lutea）（central fovea）**：黄斑是视网膜上一个很小的区域。在黄斑的中央有一凹陷称中央凹，此处仅有色素上皮细胞和视锥细胞，没有视网膜的其他细胞。

（3）**视盘（视神经乳头）（optic disc）（papilla of optic nerve）**：在视盘处视神经穿出眼球壁，此处无视细胞，不能感光，常称为盲点。

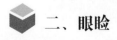 二、眼睑

目的：了解眼睑的组织结构。

74

标本：猴眼睑切片（HE 染色）。

观察：观察眼睑的每层结构。

（1）皮肤

40 倍物镜：眼睑表面都覆盖一层薄皮，在眼睑的边缘是蔡氏皮脂腺，在睫毛附近有汗腺，称为莫氏腺（结膜睑腺）。

（2）皮下组织

40 倍物镜：为薄层疏松结缔组织。

（3）肌层

40 倍物镜：主要是眼轮匝肌，为骨骼肌。

（4）睑板

40 倍物镜：由致密结缔组织构成，内有分支管泡状皮脂腺，即睑板腺。

（5）睑结膜

40 倍物镜：薄层黏膜内衬在眼睑内表面，上皮为复层柱状，其间夹有杯状细胞，固有层由薄层结缔组织构成。

三、内耳

目的：了解蜗管、螺旋器、壶腹嵴和位觉斑的结构。

标本：豚鼠耳蜗火棉胶包埋纵切片（HE 染色）。

观察

（1）蜗管

10 倍物镜：蜗管的横切面呈三角形，有一个顶壁、一个外侧壁和一个底壁。

40 倍物镜：①顶壁：由包含两层单层扁平上皮的前庭膜构成。②外侧壁：由骨膜增厚形成，即螺旋韧带，螺旋韧带被覆复层富含血管的上皮，因此称为血管纹。③底壁：由外侧的骨螺旋板和基底膜构成。

螺旋器（spiral organ）（柯蒂器，organ of Corti）：位于蜗管底壁基膜上，40 倍物镜下观察，可见下列两类细胞组成。

①支持细胞：包括内柱和外柱细胞、内指和外指细胞。内、外柱细胞：细胞基部宽，含有细胞核，细胞顶部含有张力丝束拉长围成一三角形隧道（Corti 隧道）。指细胞：在下方支持感受器细胞。

②毛细胞：毛细胞是感受器细胞。内毛细胞一列，位于内指细胞上方。外毛细胞 3 ~ 5 列，位于外指细胞上方。

（2）壶腹嵴（crista ampullaris）

40 倍物镜：每个半规管的壶腹部都有一个壶腹嵴，由上皮和结缔组织组成，上皮内可见支持细胞和毛细胞。毛细胞游离面有静纤毛，成束的静纤毛伸入胶质壶腹帽内。

（3）位觉斑：在**椭圆囊斑（macula utriculi）**和**球囊斑（macula sacculi）**处可见位觉斑。

40 倍物镜：其结构与壶腹嵴相似，上皮也由毛细胞和支持细胞组成。每个毛细胞顶部游离面也有静纤毛。成束的静纤毛伸入位砂膜，在位砂膜浅层的耳砂染成紫蓝色。

【练习题】

1．写出下图中标识所示结构的名称。

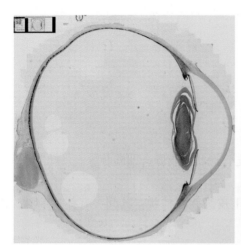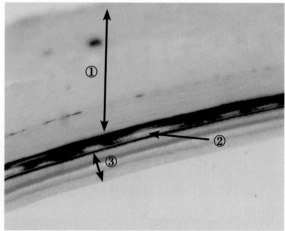

① ＿＿＿＿＿＿＿＿＿＿；② ＿＿＿＿＿＿＿＿＿＿；③ ＿＿＿＿＿＿＿＿＿＿。

2．写出下图中标识所示结构的名称。

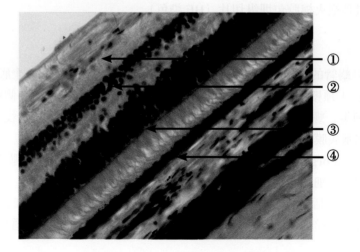

① ＿＿＿＿＿＿＿＿＿；② ＿＿＿＿＿＿＿＿＿＿；
③ ＿＿＿＿＿＿＿＿＿；④ ＿＿＿＿＿＿＿＿＿＿。

3．写出下图中标识所示结构的名称。

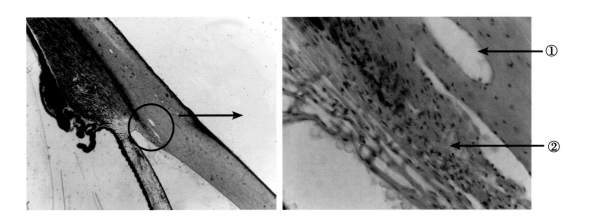

①＿＿＿＿＿＿＿＿＿＿＿；② ＿＿＿＿＿＿＿＿＿＿＿＿。

4．写出下图中标识所示的结构名称：① ＿＿＿＿＿＿＿＿＿＿＿。

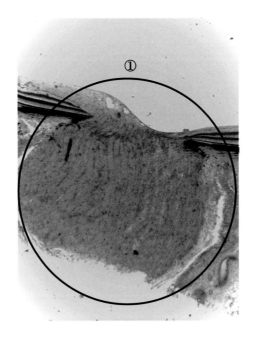

5．写出下图中标识所示结构的名称：① _____。

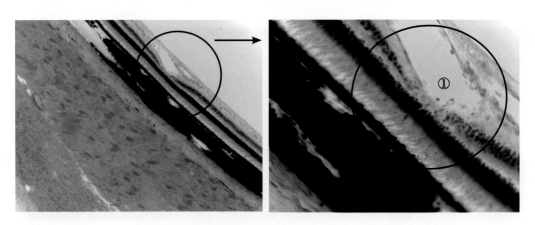

6．写出下图中标识所示结构的名称。

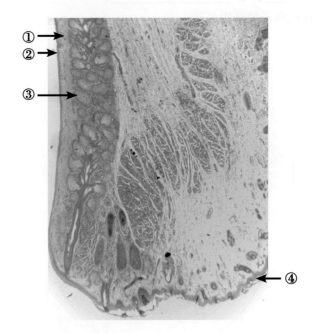

① _____；② _____；

③ _____；④ _____。

7．写出下图中标识所示结构的名称：① _____。

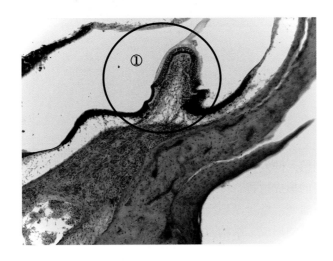

8．写出下图中标识所示结构的名称。

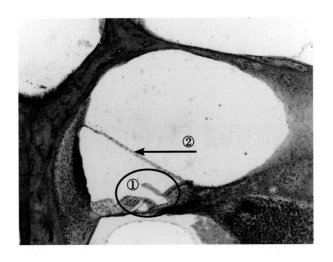

① _____；② _____。

第二十一章

人体胚胎学总论

【目的】

1．掌握从受精到植入的发育过程、胚泡的结构及子宫蜕膜的形成和分布。

2．掌握三个胚层的形成过程，了解各胚层的主要分化。

3．了解胚体外形演变、常见畸形及成因。

4．掌握胎盘、胎膜的形成、结构及畸形发育。

【标本】

1．人胚早期演变的模型和标本。

2．人胚早期发生的电影。

3．不同时期人胎标本。

4．胎膜和胎盘的模型和标本。

【实验内容】

 ## 一、受精、卵裂及胚泡形成（第1周）

观察模型：

1．**受精卵**（fertilized ovum） 中间的大细胞为受精卵。旁边三个小细胞为第二极体，外被透明带。

2．**卵裂**（cleavage） 透明带内有2个卵裂球和3个小的第二极体。

3．**桑葚胚**（morula） 数数卵裂球的数目（12～16个），它们与早期的卵裂球和受精卵有什么不同？

4．**胚泡**（blastocyst） 在模型上准确地指出滋养层、内细胞群和胚泡腔。注意此时有无透明带。胚泡的滋养层细胞和内细胞群的细胞有什么不同？

 ## 二、胚泡植入（implantation）子宫内膜的过程及正常植入的位置（第2周）

这套模型显示胚泡植入过程。观察时注意如下问题：

（1）植入开始的时间。

（2）植入时胚泡的结构。

（3）子宫内膜的状态（处于哪一期）。

（4）胚泡最先与子宫内膜附着的部位。

（5）植入后，滋养层的变化、子宫内膜的变化。

（6）植入结束的时间。

（7）植入时**内细胞群**（**inner cells mass**）的变化。

（8）宫外孕、前置胎盘的概念。

三、三胚层（内外中胚层）的形成和胚体的形成（第 2 ~ 3 周）

（一）上胚层（epiblast）和下胚层（hypoblast）的形成

植入的同时，内细胞群演变化成上、下胚层：

（1）先出现一层下胚层细胞（黄色）。

（2）上胚层和羊膜腔形成（蓝色）。

（3）下胚层周缘向下延续形成卵黄囊。观察二胚层胚盘的形状。2 周末，胚泡腔内出现松散分布的胚外中胚层细胞（红色），继而这些细胞形成胚外中胚层，分别附着于滋养层内面及卵黄囊和羊膜的外面，中间的腔为胚外体腔。在极端滋养层和羊膜腔顶之间的胚外中胚层形成体蒂。

在 13 天人胚模型上，准确指出羊膜腔、卵黄囊、胚盘、胚外中胚层、胚外体腔和体蒂。

（二）胚内中胚层（mesoderm）形成

观察模型：16 ~ 17 天人胚：从外形可见羊膜、卵黄囊和体蒂。拿掉部分羊膜和卵黄囊，露出胚盘。观察胚盘结构：

1. 背面观　可见神经板、原结、原窝和原条。

2. 腹面观　可见**内胚层**（**endoderm**）。

3. 胚体正矢状断面观　外胚层（**ectoderm**）可见神经板、原结和原条；中胚层和脊索；内胚层。脊索头端可见口咽膜（仅由内、外胚层构成），原条尾端可见泄殖腔膜（结构同上）。脊索与神经板有什么关系？中胚层是如何形成的？

四、胎儿的发育（第 3 ~ 10 个月）

1. 16 天胚盘　由三个胚层构成的扁平盘状结构。

2. 19 天人胚　胚体背侧隆起，头褶、侧褶形成，胚体开始向腹侧包卷，体蒂转到胚体尾侧。

3. 22 天人胚　胚体中段形成神经管、体节 7 对，头褶、尾褶包卷到腹侧，心管转折到口咽膜腹侧。

4. 25 天人胚　胚体呈圆柱状，凸到羊膜腔内，中肠缩窄，心隆起明显，前神经孔闭合，体节 14 对。

5. 28 天人胚　后神经孔闭合，口凹周围出现 2 对鳃弓，体节 25 对。

6. **第 5 周人胚**　头明显增大，鳃弓 5 对，肢芽出现，手板明显，体节达 40 对左右，脐带形成。

7. **第 6 周人胚**　肢芽分节，足板明显，耳廓突出现。

8. **第 7 周人胚**　手指和脚趾出现，体节消失，颜面形成。

9. **第 8 周人胚**　指和趾分节，眼睑开放，尿生殖膜和肛膜破裂。

10. **胎儿期**　观察各月正常胎儿浸渍标本，注意胎儿外形、大小及各部所见器官（如眼、头发、指甲、外生殖器等）的演变。

观察双胎、联胎、寄生胎、无脑儿、脊髓脊柱裂等常见畸形的浸渍标本或照片，思考其成因。

 五、胎膜及胎盘

（一）模型

此模型显示胎膜与胎盘的结构，在子宫壁的一侧蜕膜中有一个胎儿。

1. **胎膜**　在模型上，观察下列各结构。

（1）**羊膜（amniotic membrane）**：由成羊膜细胞（蓝色）和胚外中胚层（红色）构成，羊膜腔内有羊水。

（2）**卵黄囊（yolk sac）**：由卵黄囊内胚层细胞（黄色）与胚外中胚层构成卵黄囊壁，根部狭窄细长，为卵黄蒂，包裹于脐带内，末端为一小囊，保留于脐带根部（胚体内的哪些细胞来源于卵黄囊？）。

（3）**尿囊（allantois）**：在脐带内，黄色。

（4）**脐带（umbilical cord）**：连于胚体和胎盘之间，表面光滑，包被羊膜，内有结缔组织、脐动脉（2 条蓝色）、脐静脉（1 条红色），还有卵黄蒂、尿囊。

（5）**绒毛膜（chorion）**：由滋养层和胚外中胚层构成，表面无绒毛的部分为平滑绒毛膜；绒毛密集的部分为丛密绒毛膜。羊膜和绒毛膜之间有间隙，为胚外体腔。

2. **蜕膜**　子宫蜕膜分为以下三部分。

（1）基蜕膜：构成胎盘的母体部分。

（2）包蜕膜：覆盖在胚胎宫腔侧的蜕膜，在平滑绒毛膜的外面。

（3）壁蜕膜：是子宫其余部分的蜕膜。

3. **胎盘（placenta）**　由丛密绒毛膜（胎儿部分）和基蜕膜（母体部分）构成。胎儿面覆盖羊膜，在模型上可见绒毛干、游离绒毛、胎盘隔，隔之间为胎盘小叶。

（二）浸渍标本

1. 胎膜完整的胎儿浸渍标本，可见透明的羊膜，腔内有羊水和小胎儿，丛密绒毛膜。

2. **足月胎盘**　圆盘状，中心厚，边缘稍薄，直径为 15～20 cm，重约 500 g。

（1）母体面：凸凹不平，有不规则浅沟将母体面分为 15～20 个略突出的小叶。

（2）胎儿面：表面光滑、平整、透明，中央有脐带附着。透过羊膜，可见血管从脐带根部向四周放射状走行。胎盘边缘有薄膜相连，包括羊膜、平滑绒毛膜、包蜕膜和壁蜕膜。胎膜、胎盘和蜕膜合称衣胞。

六、先天畸形（如联体双胎、无脑儿等）

观察浸渍标本

【练习题】

1. 写出下图中所示结构的名称。

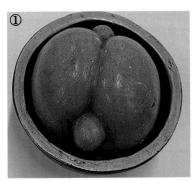
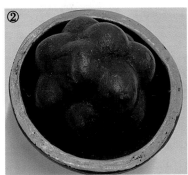
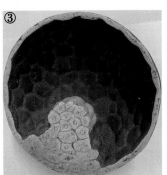

① _____；② _____；③ _____。

2. 写出下图中数字所示结构的名称。

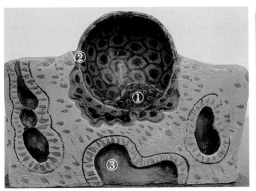
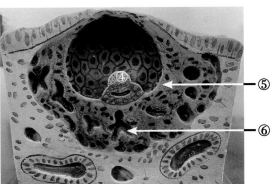

① _____；② _____；③ _____；
④ _____；⑤ _____；⑥ _____。

3．写出下图中数字所示结构的名称。

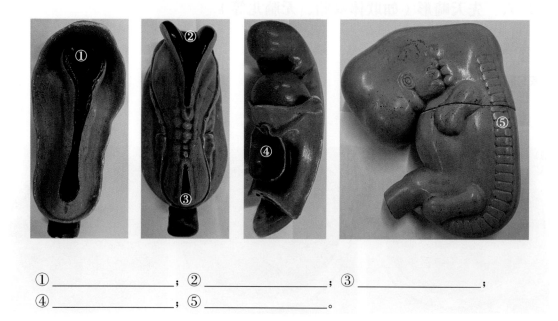

①＿＿＿＿＿＿＿＿＿＿＿；　②＿＿＿＿＿＿＿＿＿＿＿＿；　③＿＿＿＿＿＿＿＿＿＿＿＿；

④＿＿＿＿＿＿＿＿＿＿＿；　⑤＿＿＿＿＿＿＿＿＿＿＿＿。

主要参考文献

[1] 唐军民，张雷．组织学与胚胎学．4 版．北京：北京大学医学出版社，2018．

[2] 李继承，曾圆山．组织学与胚胎学．9 版．北京：人民卫生出版社，2018．

[3] 杜卓民．实用组织学技术．2 版．北京：人民卫生出版社，1998．

[4] 赵荧，唐军民．形态学实验技术．北京：北京大学医学出版社，2016．

[5] 李和，周德山．组织化学与细胞化学技术．北京：人民卫生出版社，2021．

[6] 陈晓岚，汤银娟．组织学与胚胎学实验指导．北京：中国科学技术出版社，2014．

[7] 孔力，谢小薰．医学形态学实验：组织学与胚胎学分册．北京：高等教育出版社，2019．